基层医生适宜技术培训教材

U0867704

# 针刺疗法

刘　密　钟　欢　主编

中医古籍出版社
Publishing House of Ancient Chinese Medical Books

**图书在版编目（CIP）数据**

针刺疗法 / 刘密，钟欢主编. — 北京：中医古籍出版社，2022.1（2022.8重印）
基层医生适宜技术培训教材
ISBN 978-7-5152-2331-5

Ⅰ. ①针… Ⅱ. ①刘… ②钟… Ⅲ. ①针刺疗法—技术培训—教材 Ⅳ. ①R245.3

中国版本图书馆CIP数据核字（2021）第189771号

基层医生适宜技术培训教材

**针刺疗法**

刘 密 钟 欢 主编

---

| | |
|---|---|
| 责任编辑 | 张雅娣 |
| 封面设计 | 韩博玥 |
| 出版发行 | 中医古籍出版社 |
| 社 址 | 北京市东城区东直门内南小街16号（100700） |
| 电 话 | 010-64089446（总编室）010-64002949（发行部） |
| 网 址 | www.zhongyiguji.com.cn |
| 印 刷 | 廊坊市鸿煊印刷有限公司 |
| 开 本 | 710mm×1000mm 1/16 |
| 印 张 | 9.5 |
| 字 数 | 70千字 |
| 版 次 | 2022年1月第1版 2022年8月第2次印刷 |
| 书 号 | ISBN 978-7-5152-2331-5 |
| 定 价 | 69.00元 |

# 编委会

# 编写目的

本书面向广大基层医生，以相对通俗易懂的文字、视频和图片介绍针刺疗法的基础知识、技术方法及临床应用，使得基层医生能快速掌握针刺疗法，防治常见疾病，造福广大基层患者。

**《基层医生适宜技术培训教材》由中国中医科学院培训中心、北京华佗职业培训学校联合推广。**

# 序

随着我国小康社会的全面实现，建设健康中国已被纳入国家发展战略规划。《国务院办公厅关于深化医教协同进一步推进医学教育改革与发展的意见》指出："要对在岗基层卫生人员加强全科医学、中医学基本知识技能和适宜技术培训。"

基层医疗体系是整个公共卫生服务和基本医疗的"网底"，基层医生所肩负的医疗责任也格外重大。而面对基层巨大的健康需求，如何确保广大居民健康得到切实的保障，与基层医生自身医疗水平密切相关。基层医生是我国基层卫生服务主体，承担着全国基层最基本的医疗、预防、保健及健康宣传等卫生服务工作，在改善基层卫生状况中扮演着重要角色。提高基层医生继续教育质量与专业技术水平，成为基层卫生培训工作的重要内容。加强对基层医生的继续教育，切实提升基层医生临床服务能力势在必行。编写一套规范科学、系统全面、深入浅出、通俗实用的基层医生专用的系列教材迫在眉睫。

为满足基层医生的培训教育的需求，中医古籍出版社组织编写了《基层医生适宜技术培训教材》，本丛书将目前临床常用、疗效显著、便于推广应用的中医适宜技术，分为6册，包括《针刺疗法》《艾灸疗法》《拔罐疗法》《按摩疗法》《刮痧疗法》《穴位贴敷法》。参与本丛书编写的作者，均为长期工作在教学、临床一线的骨干人员，他们多年的临床经验和方法技巧在书中都有充分体现。与同类书相比，本书理论言简意赅，技术突出精要，形式开放新颖。

本书在撰写过程中，围绕基层医疗服务的刚需及短板，充分考量基层医生知识结构、学习习惯和工作特点，技术内容凸显中医特色（简、便、廉、验）；独创了图文、视频相结合的表现形式，便于利用互联网进行移动媒体传播，尽量为工作繁重的基层医生提供可视化、可模仿、可操作的学习内容及方式。体现了系统性、科学性、针对性、实用性及易学性。目的就是帮助基层医生在实践中能够系统地运用所学的医学知识，有效的为民众提供健康服务，使基层医疗服务体系在健康中国战略规划的落地实施中发挥应有的作用。

中国中医药信息学会会长

原国家中医药管理局副局长

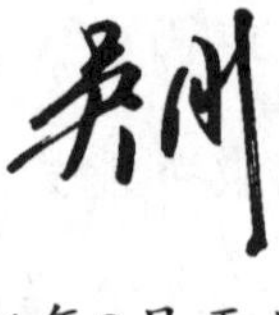

2021年8月于北京

# 目录

## 第一章　针刺疗法的基础知识



## 第二章　针刺疗法的技法操作



## 第三章　针刺疗法的临床运用

# 第一章

# 针刺疗法的基础知识

# 第一节 针刺疗法概述

## 一、针具的起源与发展

远古时代，我们的祖先曾利用一些简单的、不加磨制的石块作为生活用具，这就是旧石器时代。后来，勤劳的祖先们在不断劳动和实践中，加工制造出各种不同形状的石斧、石刀和石针等工具，演进到新石器时代。可见，针具的改进与生产力的发展有密切关系。古代最原始的切割和医疗工具标为砭石，又称针石、镵石。砭石是用细滑光洁的小石块磨制而成，有刀形、针形、锥形等。古代针具除砭石外，还有骨针、竹针等。

夏、商、周时代，随着冶金术的发明，进入了青铜器时代，出现了金属针具，如青铜针。自战国到秦汉，砭石逐渐被九针取代。针具由砭石到九针，标志着针法的形成。随着时代的发展，冶金水平不断地提高，针具也不断地完善和发展。现在临床所常用的毫针多为不锈钢针，是较为理想的针具材料。目前，在经络腧穴的理论基础上，结合现代的科学技术，出现了由金属的实质针具转向非金属针具的刺激器材。

## 二、针刺疗法的起源与发展

刺法起源于新石器时期的“砭刺”，随着针具的不断变革，针刺的方法也不断提高。早期的医学著作《内经》在刺法方面为后世针刺方法奠定了基础，《难经》对刺法又有所阐发，对后世影响颇大。唐宋时期，在针刺手法方面一直继承《内经》和《难经》之说，金元时期又提出了子午流注按时取穴的时间针刺学说。

20世纪后50年，针刺手法的研究也步入了一个新的历史时期，针刺的方法在结合了物理治疗和药物注射等法以后，也获得了新的进展。

# 第二节 经络基础知识

经络是经脉和络脉的总称，是人体内运行气血的通道。

## 一、十二经脉的名称

十二经脉的名称由手足、阴阳、脏腑三部分组成。十二经脉分别隶属于十二脏腑，各经都用其所属脏腑的名称，结合其循行于手足、内外、前中后的不同部位，根据阴阳学说而给予不同名称。如将其中隶属于六脏、循行于四肢内侧的经脉称为阴经；隶属于六腑，循行于四肢外侧的经脉称为阳经。

## 二、十二经脉在体表的分布规律

十二经脉在体表左右对称地分布于头面、躯干和四肢，纵贯全身。以正立姿势，两臂下垂拇指向前的体位为标准。十二经脉中六条阴经分布于四肢内侧和胸腹，其中上肢的内侧是手三阴经，下肢内侧是足三阴经；六条阳经分布于四肢外侧和头面、躯干，其中上肢的外侧是手三阳经，下肢的外侧是足三阳经。手、足三阳经在四肢的排列是阳明在前，少阳在中，太阳在后。手三阴经在上肢的排列是太阴在前、厥阴在中、少阴在后。足三阴在内踝上八寸以下及足背，其排列是厥阴在前、太阴在中、少阴在后，至内踝上8寸处足厥阴经同足太阴经交叉后，足厥阴循行在足太阴与足少阴之间，便成为太阴在前，厥阴在中，少阴在后。

## 三、十二经脉表里属络关系

十二经脉“内属于府藏，外络于肢节”，在体内与脏腑有明确的属络关系。其中阴经属脏络腑主里，阳经属腑络脏主表。手太阴肺经属肺络大肠，手阳明大肠经属大肠络肺，足阳明胃经属胃络脾，足太阴脾经属脾络胃，手少阴心经属心系络小肠，手太阳小肠经属小肠络心，足太阳膀胱经属膀胱络肾，足少阴肾经属肾络膀胱，手厥阴心包经属心包络三焦，手少阳三焦经属三焦络心包，足少阳胆经属胆络肝，足厥阴肝经属肝络胆。

十二经脉相互之间存在着表里配对关系，即手太阴肺经与手阳明大肠经相表里，足阳明胃经与足太阴脾经相表里，手少阴心经与手太阳小肠经相表里，足太阳膀胱经与足少阴肾经相表里，手厥阴心包经与手少阳三焦经相表里，足少阳胆经与足厥阴肝经相表里。互为表里的经脉在生理上密切联系，病变时相互影响，治疗时相互为用。

## 四、十二经脉循行与交接规律

十二经脉的循行走向是：手三阴经从胸走手，手三阳经从手走头，足三阳经从头走足，足三阴经从足走腹（胸）。

十二经脉的交接是：①相表里的阴经与阳经在四肢末端交接。②同名的阳经与阳经在头面部交接。③相互衔接的阴经与阴经在胸中交接。

### （一）手太阴肺经

#### 1. 经脉循行

起于中焦，向下联络大肠，上行沿胃口，过膈，入属肺。从肺系（气管及喉咙）横走浅出侧胸上部（中府），沿上肢内侧前缘、手掌大鱼际缘，止于拇指桡侧端（少商）。分支从腕后分出，止于食指桡侧端。

#### 2. 主要病候

咳嗽、气喘、少气不足以息、咳血、伤风、胸部胀满、咽喉肿痛、缺盆部和手臂内侧前缘痛、肩背部寒冷、疼痛等症。

### （二）手阳明大肠经

#### 1. 经脉循行

起于食指桡侧端，沿食指桡侧缘，出第1、2掌骨间进入两筋（拇长伸肌腱和拇短伸肌腱）之间，沿前臂桡侧，进入肘外侧，经上臂外侧前边，上肩，入缺盆，络肺属大肠。缺盆部支脉：上走颈部，通过面颊，进入下齿龈，回绕至上唇，交叉于人中，左脉向右，右脉向左，止于对侧鼻旁（迎香）。

#### 2. 主要病候

腹痛、肠鸣、泄泻、便秘、痢疾、咽喉肿痛、齿病、鼻流清涕或出血和本经循行部位疼痛、热肿或寒冷等症。

### （三）足阳明胃经

#### 1. 经脉循行

起于鼻翼两侧（迎香），上行到鼻根部，与旁侧足太阳经交会，向下沿着鼻的外侧（承泣），进入上齿龈内，回出环绕口唇，向下交会于颏唇沟处。再向后沿着口腮后下方，出于下颌大迎处，沿着下颌角颊车，上行耳前，沿着发际，到达前额（神庭）。

面部支脉：从大迎前下走人迎，沿着喉咙，进入缺盆部，向下通过横膈，属于胃，联络脾脏。

胸腹部直行的脉：经乳头，向下挟脐旁，进入少腹两侧气冲。

胃下口部支脉：沿着腹里向下到气冲会合，再由此下行至髀关沿着胫骨外侧前缘，下经足跗，进入第2足趾外侧端（厉兑）。

小腿部支脉：从膝下三寸（足三里）处分出，进入足中趾外侧端。

足跗部支脉：从跗上（冲阳）分出，进入足大趾内侧端（隐白），与足太阴脾经相接。

#### 2. 主要病候

肠鸣腹胀、水肿、胃痛、呕吐或消谷善饥、口渴、咽喉肿痛、鼻衄、热病、发狂、胸及膝髌等本经循行部位疼痛。

## （四）足太阴脾经

### 1. 经脉循行

起于足大趾末端（隐白），沿着大趾内侧赤白肉际，经过大趾本节后的第1跖趾关节后面，上行至内踝前面，再上小腿，沿着胫骨后面，交出足厥阴经的前面，经膝股部内侧前缘，进入腹部，属于脾脏，联络胃，通过横膈上行，挟咽部两旁，连系舌根，分散于舌下。

胃部支脉：向上通过横膈，流注于心中，与手少阴心经相接。

### 2. 主要病候

胃脘痛、食则呕、嗳气、腹胀便溏、黄疸、身重无力、舌根强痛、下肢内侧肿胀、厥冷等症。

## （五）手少阴心经

### 1. 经脉循行

起于心中，出属“心系”（心与其他脏器相联系的部位），通过横膈，联络小肠。

“心系”向上的脉：挟着咽喉上行，连系于“目系”（眼球连系于脑的部位）。

“心系”直行的脉：上行于肺部，再向下出于腋窝部（极泉），沿着上臂内侧后缘，手太阴经和手厥阴经的后面，到达肘窝，沿前臂内侧后缘，至掌后豌豆骨部进入掌内，沿小指内侧至末端（少冲），与手太阳小肠经相接。

#### 2. 主要病候

心痛、咽干、口渴、目黄、胁痛、上臂内侧痛、手心发热等症。

### （六）手太阳小肠经

#### 1. 经脉循行

起于手小指外侧端（少泽），沿着手背外侧至腕部，出于尺骨茎突，直上沿着前臂外侧后缘，经尺骨鹰嘴与肱骨内上髁之间，沿上臂外侧后缘，出于肩关节，绕行肩胛部，交会于大椎（督脉），向下进入缺盆部，联络心脏，沿着食管，通过横膈，到达胃部，属于小肠。

缺盆部支脉：沿着颈部，上达面颊，至目外眦，转入耳中（听宫）。

颊部支脉：上行目眶下，抵于鼻旁，至目内眦（睛明），与足太阳膀胱经相接，而又斜行络于颧骨部。

#### 2. 主要病候

少腹痛、腰脊痛引睾丸、耳鸣、耳聋、头痛、目翳、目黄、颊肿、咽喉肿痛、发热、疟疾、颈项及肩臂外侧后缘痛等症。

### （七）足太阳膀胱经

#### 1. 经脉循行

起于目内眦（睛明），上额，交于巅顶（百会）。

巅顶部支脉，从头顶到颞颥部。

巅顶部直行的脉，从头顶入络脑，向下至项部，沿着肩胛内侧，夹脊柱，抵达腰部，进入体内，络肾，属膀胱。

腰部的支脉，向下经过臀部，进入腘窝中。

后项部的支脉，通过肩胛骨内侧缘下行，经臀部，沿着大腿外侧后缘，与腰部支脉在腘窝相合，从此向下，通过腓肠肌，经外踝后，沿着第5跖骨粗隆，至小指外侧端（至阴），交足少阴肾经。

#### 2. 主要病候

小便不通、遗尿、癫狂、目痛、鼻塞多涕、头痛以及项、背、腰、股、臀部及下肢后侧本经循行部位疼痛。

### （八）足少阴肾经

#### 1. 经脉循行

足少阴肾经起于足小趾之下，斜向足心（涌泉穴），出于舟骨粗隆下，沿内踝后，进入足跟，再上行于腿肚内侧，出腘窝内侧，向上行股内后缘，通向脊柱，属于肾，络于膀胱。

其直行的支脉，从肾向上通过肝和横膈，入肺中，循着喉咙，上夹舌本；其支者从肺出来络心，注入胸中，与手厥阴心包经相交接。

#### 2. 主要病候

遗尿、小便不利、水肿、泄泻、月经不调、痛经、遗精、阳痿、耳聋、耳鸣、咽喉肿痛、腰脊强痛、腘内廉痛、小腿内侧痛、内踝肿痛、足跟痛等。

### （九）手厥阴心包经

#### 1. 经脉循行

起于胸中，出属心包络，向下通过横膈，从胸至腹依次联络上、中、下三焦。

胸部支脉沿着胸中，出于胁部，至腋下3寸处（天池），上行抵腋窝中，沿上臂内侧，行于手太阴和手少阴之间，进入肘窝中，向下行于前臂两筋之间，进入掌中，沿着中指到指端（中冲）。

掌中支脉从劳宫分出，沿无名指到指端（关冲），与手少阳三焦经相接。

#### 2. 主要病候

心痛、胸闷、心悸、心烦、癫狂、腋肿、肘臂挛急、掌心发热等。

### （十）手少阳三焦经

#### 1. 经脉循行

起于无名指末端（关冲），向上行于小指与无名指之间，沿着手背，出于前臂外侧桡骨和尺骨之间，向上通过肘尖，沿上臂外侧，上达肩部，交出足少阳经的后面，向上进入缺盆部，分布于胸中，散络于心包，向下通过横膈，从胸至腹，属上、中、下三焦。

胸部支脉，从胸向上，出于缺盆部，上走颈旁，联系耳后，沿耳后直上，出于耳部上行额角，再屈而下行至面颊部，到达眼眶下部。另一支脉从耳后分出，进入耳中，再浅出耳前，经上关、面颊到达目外眦（丝竹空），与足少阳胆经相接。

#### 2. 主要病候

腹胀、水肿、遗尿、小便不利、耳鸣、耳聋、咽喉肿痛、目赤肿痛、颊肿和耳后、肩臂、肘部外侧疼痛等。

### （十一）足少阳胆经

#### 1. 经脉循行

起于目外眦（瞳子髎），上行额角部，下行至耳后，沿颈项部至肩上，下入缺盆。

耳部分支，从耳后入耳中，经耳前到目外眦后方；外眦部分支，从目外眦下走大迎，再向上到达目眶下，下行经颊车，行颈部，会合前脉于缺盆，内行进入胸中，通过横膈，络肝，属胆，沿胁肋内下达腹股沟动脉部，经过外阴部毛际横入髋关节部。

主干脉从缺盆下行经腋部、侧胸、胁肋部，下合前脉于髋关节部，再向下沿着大腿外侧、膝外缘，行腓骨之前，达外踝前，沿足背部，止于第4趾外侧端（足窍阴）。

足背部分支，从足背上分出，沿第1、2跖骨间，止于大趾端，接足厥阴肝经。

#### 2. 主要病候

口苦、目眩、疟疾、目外眦痛、缺盆部肿痛、腋下肿，胸、胁、股及下肢外侧痛，足外侧发热等。

### （十二）足厥阴肝经

#### 1. 经脉循行

起于足大趾背上丛毛部（大敦），上沿足跗到内踝前，至内踝上8寸处交到足太阴之后，上经膝、股内侧，入阴毛中，环绕阴器，达小腹，夹胃，属肝，络胆，上过横膈，分布于胁肋（期门），经喉咙的后面，上入鼻咽部，连目系，上出额部，与督脉会于巅顶。

目系分支，从目系下循颊里，环绕唇内。

肝部分支从肝分出，通过横膈，流注于肺，与手太阴肺经相接。

#### 2. 主要病候

胸满、呕逆、飧泄、嗌干、遗尿、癃闭、腰痛、疝气、少腹肿等。

## 五、十二经脉气血流注规律

十二经脉的气血流注顺序有一定的规律。经脉运行气血，而气血是通过中焦受纳、腐熟水谷，化生水谷精微而产生，所以十二经脉气血源于中焦。气血的运行，有赖于肺气的输送，所以十二经脉气血流注从手太阴肺经开始。由肺经逐经相传，形成周而复始、如环无端的传注系统，将气血周流全身，使人体不断地得到营养而维持各组织器官的功能活动。具体的流注次序是：气血流注始于手太阴肺经，然后交手阳明大肠经，再交足阳明胃经、足太阴脾经，继交手少阴心经、手太阳小肠经、足太阳膀胱经、足少阴肾经、手厥阴心包经、手少阳三焦经、足少阳胆经、足厥阴肝经，自肝经上注肺，再返回至肺经，重新再循环，周而复始。正如《灵枢·卫气》篇载："阴阳相随，外内相贯，如环之无端。"

## 六、奇经八脉的命名与分布概况

奇经之"奇"有两个含义，一读为qí，指奇特、奇异，不同于一般的意思。它们与十二正经不同，既不直属脏腑，除任、督外又无专属穴位，且"别道奇行"，故称"奇经"。一读为jī，单也，因奇经没有表里配合关系。

八脉中督、任、冲脉皆起于胞中，同出会阴，称为"一源三岐"，其中督脉之"督"有总督之意，督脉行于腰背正中，上至头面。任脉之"任"有妊养的意思，任脉循行于腹胸正中，上抵颏部。冲脉之"冲"为要冲，冲脉与足少阴肾经相并上行，环绕口唇。带脉之"带"为腰带，带脉起于胁下，绕行腰间一周。维脉之"维"，有维系、主持之意。阴维脉起于小腿内侧，沿腿股内侧上行，至咽喉与任脉会合。阳维脉起于足跗外侧，沿腿膝外侧上行，至项后与督脉相会。跷脉之"跷"有足跟、跷捷之意。阴跷脉起于足跟内侧，随足少阴等经上行，至目内眦与阳跷脉会合。阳跷脉起于足跟外侧，伴足太阳等经上行，至目内眦与阴跷脉会合，再沿足太阳经上额，于项后会合足少阳经。

奇经八脉中的任脉和督脉，各有其所属的腧穴，故与十二经相提并论合称“十四经”，其他六条奇经的腧穴都寄附于十二经脉与任督脉之中。

奇经八脉理论是经络理论的重要内容之一。在临床实践中，这一理论对于诊断辨证及针灸治疗选穴配方，都有重要的临床意义。“八脉交会穴”的提出，“灵龟八法”和“飞腾八法”的演绎，都是这一理论的具体运用。

## 第三节 穴位基础知识

腧穴是人体脏腑经络之气血输注于外部的特殊部位。腧，又作“俞”，通“输”，有输注、转输的意思；穴，原义为“土室”，引申指孔隙、空窍、凹陷处。腧穴在《内经》中又有“节”“会”“气穴”“气府”“骨空”等名称，《针灸甲乙经》称“孔穴”，《太平圣惠方》称“穴道”，《铜人腧穴针灸图经》通称“腧穴”，《神灸经纶》则称为“穴位”。

腧穴既是疾病的反应处，也是针灸的施术部位。腧穴与脏腑、经络有密切关系。《素问·气府论》将腧穴解释为“脉气所发”。《灵枢·九针十二原》说：“节之交，三百六十五会……所言节者，神气之所游行出入也，非皮肉筋骨也。”《灵枢·小针解》做了解释说：“节之交，三百六十五会者，络脉之渗灌诸节者也。”腧穴归于经络，经络属于脏腑，故腧穴与脏腑脉气相通。《素问·调经论》：“五藏之道，皆出于经隧，以行血气。”《灵枢·海论》：“夫十二经脉者，内属于府藏，外络于支节。”明确指出“脏腑—经络—腧穴”之间的关系。《千金翼方》进一步指出“凡孔穴者，是经络所行往来处，引气远入抽病也”，说明如果在体表的穴位上施以针或灸，就能够“引气远入”而治疗病症，脏腑病变又可从经络反应到相应的腧穴。

## 一、腧穴的分类

腧穴一般可分为经穴、奇穴和阿是穴三类。

### （一）经穴

凡归属于十二经脉和任、督脉的腧穴，亦即归属于十四经的穴位，总称“十四经穴”，简称“经穴”。经穴多有具体的穴名和固定的位置，分布在十四经循行路线上，有明确的针灸主治证。经络学说就是以这些腧穴为主要依据，就其主治规律、疾病证候等进行总结，使分散的腧穴成为系统化，并由早期的基本穴逐步发展到全部经穴。《灵枢·本输》论列各经五输穴，《素问·气府论》论列各经“脉气所发”穴，《灵枢·经脉》论列各络穴，这是经络在四肢的基本穴，说明《内经》书中已为腧穴的分经奠定了基础。《内经》多处提到“三百六十五穴”之数，但实际其载有穴名者约160穴左右；经穴专书《针灸甲乙经》载古代《明堂孔穴针灸治要》共349穴（《千金翼方》所载相同）；宋代《铜人腧穴针灸图经》（《十四经发挥》同）穴数有所增加，穴名数达354；明代《针灸大成》载有359穴；至清代《针灸逢源》，经穴总数才达361。目前经穴总数即以此为准。

## （二）奇穴

凡未归入十四经穴范围，而有具体的位置和名称的经验效穴，统称“经外奇穴”，简称“奇穴”。奇穴是在“阿是穴”的基础上发展起来的，这类腧穴的主治范围比较单一，多数对某些病症有特殊疗效，如百劳穴治瘰疬，四缝穴治小儿疳积等。

历代文献有关奇穴的记载很多，如《备急千金要方》载有奇穴187个之多，均散见于各类病症的治疗篇中。但这时没有“奇穴”这一称法，只因其取穴法不同于经穴，近人都把它算成奇穴。明代《奇效良方》才专列“奇穴”，收集了26穴。《针灸大成》始列“经外奇穴”一门，载有35穴。《类经图翼》也专列“奇俞类集”一篇，载有84穴。《针灸集成》汇集了144穴，可见，历代医家对奇穴颇为重视。奇穴的分布较为分散，有的在十四经循行路线上；有的虽不在十四经循行路线上，但却与经络系统有着密切联系；有的奇穴并不是指一个穴位，而是多个穴位的组合，如十宣、八邪、八风、华佗夹脊等；有些虽名为奇穴，但实际上就是经穴，如胞门、子户，实际就是水道穴，四花就是胆俞、膈俞四穴，灸痨穴就是心俞二穴（据《针灸聚英》）。

## （三）阿是穴

阿是穴，又称天应穴、不定穴等，通常是指该处既不是经穴，又不是奇穴，只是按压痛点取穴。这类穴既无具体名称，又无固定位置，而是以压痛或其他反应点作为刺灸的部位。阿是穴多当于病变附近，也可在与其距离较远处。

“阿是”之名见于唐代《备急千金要方》：“有阿是之法，言人有病痛，即令捏（掐）其上，若里（果）当其处，不问孔穴，即得便快成（或）痛处，即云阿是，灸刺皆验，故曰阿是穴也”。因其没有固定的部位，故《扁鹊神应针灸玉龙经》称“不定穴”，《医学纲目》称“天应穴”。其名虽异，意义则同。这种取穴法，实即出自《内经》所说之“以痛为腧”。《灵枢·五邪》说：“以手疾按之，快然乃刺之。”《素问·缪刺论》也说：“疾按之应手如痛，刺之。”《素问·骨空论》还说：“切之坚痛，如筋者灸之。”说明或痛或快，或特殊反应处，都有阿是之意。

## 二、特定穴

十四经中具有特殊治疗作用，并按特定称号归类的腧穴，称为特定穴，包括在四肢肘、膝以下的五输穴、原穴、络穴、郄穴、八脉交会穴、下合穴，在胸腹、背腰部的背俞穴、募穴，在四肢躯干的八会穴以及全身经脉的交会穴。这些腧穴在十四经中不仅在数量上占有相当的比例，而且在针灸学的基本理论和临床应用方面也有着极其重要的意义。

### （一）五输穴

十二经脉在肘膝关节以下各有称为井、荥、输、经、合的五个腧穴，合称“五输穴”。有关记载首见于《灵枢·九针十二原》：“所出为井、所溜为荥、所注为输、所行为经、所入为合。”这是按经气的由小到大，由浅而深所作的排列。《灵枢·本输》详细载述了各经井、荥、输、经、合各穴的名称和具体位置，唯独缺手少阴心经的五输穴，在《针灸甲乙经》中才补充完备。

古人把经气运行过程用自然界的水流由小到大、由浅入深的变化来形容，把五输穴按井、荥、输、经、合的顺序，从四肢末端向肘、膝方向依次排列。“井”穴多位于手足之端，喻作水的源头，是经气所出的部位，即“所出为井”。“荥”穴多位于掌指或跖趾关节之前，喻作水流尚微，萦迂未成大流，是经气流行的部位，即“所溜为荥”。“输”穴多位于掌指或跖趾关节之后，喻作水流由小而大，由浅注深，是经气渐盛，由此注彼的部位，即“所注为输”。“经”穴多位于腕踝关节以上，喻作水流变大，畅通无阻，是经气正盛运行经过的部位，即“所行为经”。“合”穴位于肘膝关节附近，喻作江河水流汇入湖海，是经气由此深入，进而会合于脏腑的部位，即“所入为合”。

五输穴又配属五行，《灵枢·本输》指出阴经井穴属木，阳经井穴属金。《难经·六十四难》补全了阴阳各经脉五输穴的五行属性，即“阴井木，阳井金；阴荥火，阳荥水；阴输土，阳输木；阴经金，阳经火；阴合水，阳合土”，均依五行相生的顺序。同时，又按阴阳相合、刚柔相济的关系，将阴井乙木与阳井庚金配合起来，成为子午流注针法按时取穴及合日互用开穴规律的理论基础。

### （二）原穴、络穴

十二经脉在腕、踝关节附近各有一个腧穴，是脏腑原气留止的部位，称为“原穴”，合称“十二原”。“原”即本原、原气之意，是人体生命活动的原动力。原穴名称首载于《灵枢·九针十二原》。阴经五脏之原穴，即是五输穴中的输穴，所谓“阴经之输并于原”（《图翼》），或说成“以输为原”。《难经·六十二难》指出“三焦行诸阳，故置一腧，名曰原”。意思是说，三焦散布原气运行于外部，阳经的脉气较阴经盛长，故于输穴之外立一原穴。这样就是阴经的输穴与原穴合一，阳经则输穴与原穴分立。

络脉由经脉分出之处各有一穴，称“络穴”。“络”，是联络的意思。络穴名称首载于《灵枢·经脉》篇，十二经在肘膝关节以下各有一络穴，加上躯干前的任脉络穴、躯干后的督脉络穴和躯干侧的脾之大络，合称“十五络穴”。

### （三）背俞穴、募穴

背俞穴是脏腑之气输注于背腰部的腧穴，背俞穴首见于《灵枢·背腧》。背俞穴位于背腰部足太阳膀胱经的第一侧线上，大体依脏腑位置而上下排列。六脏六腑各有一相应的背俞穴，共十二个，分别冠以脏腑之名。

脏腑之气结聚于胸腹部的腧穴，称“募穴”，募穴始见于《素问·奇病论》。“募”，有聚集、汇合之意。六脏六腑各有一相应的募穴，共十二个，其部位都接近其相应的脏腑。

## （四）八会穴

八会穴，是指脏、腑、气、血、筋、脉、骨、髓所会聚的八个腧穴。八会穴首载于《难经·四十五难》。“会”，是聚会的意思。八会穴分散在躯干部和四肢部，其中脏、腑、气、血、骨之会穴位于躯干部，筋、脉、髓之会穴位于四肢部。

## （五）郄穴

郄穴是各经脉在四肢部经气深聚的部位。郄与“隙”通，是空隙、间隙的意思，其名称和位置首载于《针灸甲乙经》。郄穴大多分布于四肢肘膝关节以下，十二经脉、阴阳跷脉和阴阳维脉各有一郄穴，合为十六郄穴。

## （六）下合穴

下合穴，即六腑下合穴，是六腑之气下合于足三阳经的六个腧穴。下合穴首见于《灵枢·邪气藏府病形》。下合穴共六个，其中胃、胆、膀胱三腑的下合穴，即本经五输穴中的合穴，而大肠、小肠、三焦三腑在下肢则另有合穴。大肠、小肠下合于胃经，三焦下合于膀胱经。

## （七）八脉交会穴

八脉交会穴是指与奇经八脉相通的十二经脉在四肢部的八个腧穴，原称“交经八穴”“流注八穴”和“八脉八穴”。八脉交会穴首见于窦汉卿《针经指南》，八脉交会穴均分布于肘膝以下。

### （八）交会穴

交会穴是指两经或数经相交会合的腧穴，交会穴的记载始见于《针灸甲乙经》，交会穴多分布于头面、躯干部。

## 三、腧穴的主治特点

腧穴有接受刺激、防治疾病的作用。《素问·五藏生成》篇说：“人有大谷十二分，小溪三百五十四名，少十二俞，此皆卫气所留止，邪气之所客也，针石缘而去之。”这表明腧穴不仅是气血输注的部位，也是邪气所客之处所，又是针灸防治疾病的刺激点。通过针刺、艾灸等对腧穴的刺激以通其经脉，调其气血，使阴阳归于平衡，脏腑趋于和调，从而达到扶正祛邪的目的。腧穴的主治作用有以下三个方面的特点。

### （一）近治作用

这是经穴、奇穴和阿是穴所共有的主治作用特点，即腧穴都能治疗其所在部位及邻近部位的病症，如眼区的睛明、承泣、四白、球后各穴，均能治眼病；耳区的听宫、听会、翳风、耳门诸穴，均能治疗耳病；胃部的中脘、建里、梁门等穴，均能治疗胃病。邻近作用还可包括较宽的范围，头和躯干部及分段选穴，都出于腧穴的邻近作用，如脏腑俞募穴的应用等。

### （二）远治作用

这是经穴，尤其是十二经脉在四肢肘、膝关节以下的腧穴的主治特点。这些穴位不仅能治局部病症，而且能治本经循行所到达的远隔部位的病症。这就是常说的“经脉所过，主治所及”。如合谷穴，不仅能治上肢病症，而且能治颈部和头面部病症；足三里穴不但能治下肢病症，而且能治胃肠以及更高部位的病症等。

### （三）特殊作用

除了上述近治和远治作用外，腧穴还具有双向调整、整体调整和相对的特异治疗作用。很多腧穴都有双向调整作用，如泄泻时针刺天枢能止泻，便秘时针刺则能通便；心动过速时针刺内关能减慢心率，心动过缓时针刺则可加快心率。有些穴位还能调治全身性的病症，这在手足阳明经穴和任督脉经穴中更为多见，如合谷、曲池、大椎可治外感发热，足三里、关元、膏肓俞具有增强人体防卫和免疫功能的作用。有些穴位的治疗作用还具有相对的特异性，如至阴穴可矫正胎位、阑尾穴可治阑尾炎等。

## 四、腧穴的主治规律

每个腧穴都有较广泛的主治范围，这与其所属经络和所在部位的不同有直接关系。无论腧穴的局部治疗作用，还是远隔部位的治疗作用，都是以经络学说为依据的，一句话就是“经脉所过，主治所及”。如要掌握腧穴的主治规律，一般可以从腧穴的分经、分部两方面来归纳。

### （一）分经主治规律

十二经脉在四肢部的五输、原、络、郄穴对于头身部及脏腑病症有特殊治疗作用，这是腧穴分经主治的基础，也是古人所总结的“四根三结”主治规律的由来。四肢是经脉的“根”和“本”部，对于头身的“结”和“标”部有远道主治作用。各经有其主要治症（主病），邻近的经又有类似作用，或两经相同，或三经相同，这是“三阴”“三阳”在治疗作用上的共性。

### （二）分部主治规律

任脉、督脉行于头身前后正中，为手足阴阳经脉所交会，是各经的总纲。头身部从上而下分为头、胸、上下腹，各与背腰部前后对应，这就是四海和气街所在部位。胸和上下腹，又属三焦的分布，这是十二经脉的“结”和“标”部，对于该部的脏腑、器官有邻近主治作用。主要腧穴有脏腑俞募穴和任督脉上的交会穴，“脏腑腹背，气相通应”，这是分部主治的规律，体现经脉在纵行分经的基础上又有横行分部的关系。任督脉由于地位的特殊对于整体有更大的作用，督脉以头项部为重点，任脉以下腹部为重点，体现阳升阴降的作用。

再如颈项和肩胛区，主局部病症，颈项当头与背之间，还主咽喉、热病和上肢病症；侧胁部对于肝胆，侧腹对于脾胃，与中焦范围相类；腰髋部对下焦脏腑之外，主要用于下肢病症。

## 五、腧穴定位法

腧穴定位法，又称取穴法，是指确定腧穴位置的基本方法。确定腧穴位置，要以体表标志为主要依据，在距离标志较远的部位，则于两标志之间折合一定的比例寸，即“骨度分寸”，用此“寸”表示上下左右的距离；取穴时，用手指比量这种距离，则有“手指同身寸”的应用。以下就分体表标志、骨度分寸、手指同身寸和简便取穴四法进行介绍。

### （一）体表标志定位法

体表标志定位法，是以人体的各种体表标志为依据来确定穴位位置的方法，又称自然标志定位法。体表标志，主要指分布于全身体表的骨性标志和肌性标志，可分为固定标志和活动标志两类，分述如下。

#### 1. 固定标志

固定标志定位，是指利用五官、毛发、爪甲、乳头、脐窝和骨节凸起、凹陷及肌肉隆起等固定标志来取穴的方法。比较明显的标志，如鼻尖取素髎，两眉中间取印堂，两乳中间取膻中，脐旁二寸取天枢，腓骨小头前下缘取阳陵泉，俯首显示最高的第七颈椎棘突下取大椎等。在两骨分歧处，如锁骨肩峰端与肩胛冈分歧处取巨骨，胸骨下端与肋软骨分歧处取中庭等。此外，肩胛冈平第三胸椎棘突，肩胛骨下角平第七胸椎棘突，髂嵴平第四腰椎棘突，这些可作为背腰部穴的取穴标志。

### 2. 活动标志

活动标志定位，是指利用关节、肌肉、皮肤随活动而出现的孔隙、凹陷、皱纹等活动标志来取穴的方法。如耳门、听宫、听会等应张口取，下关应闭口取。又如，曲池宜屈肘于横纹头处取之，外展上臂时肩峰前下方的凹陷中取肩髃，取阳溪穴时应将拇指跷起，当拇长、短伸肌腱之间的凹陷中取之；取养老穴时，应正坐屈肘，掌心向胸，当尺骨小头桡侧骨缝中取之。

人体体表标志，尤其是固定标志的位置恒定不变，用这些标志定穴是准确性最高的取穴法，故此法是确定腧穴位置的主要依据，但由于全身腧穴中分布于体表标志处的仅限于部分穴位，所以此法也有一定的局限性。

## （二）骨度分寸定位法

骨度分寸法，古称“骨度法”，即以骨节为主要标志测量周身各部的大小、长短，并依其尺寸按比例折算作为定穴的标准。杨上善说：“以此为定分，立经脉，并取空穴。”分部折寸以患者本人的身材为依据。此法的记载，最早见于《灵枢·骨度》篇，其所测量的人体高度为七尺五寸，其横度（两臂外展，两手平伸，以中指端为准）也是七尺五寸。取用时，将设定的骨节两端之间的长度折成为一定的等分，每一等分为一寸。不论男女老幼，肥瘦高矮，一概以此标准折量作为量取腧穴的依据。具体见下表。

| 部位 | 起止点 | 折量寸 | 度量法 | 说明 |
|---|---|---|---|---|
| 头部 | 前发际至后发际 | 12寸 | 直 | 如前发际不明，从眉心至大椎穴作18寸，眉心至前发际3寸，大椎穴至后发际3寸 |
| | 前额两发角之间<br>耳后两完骨（乳突）之间 | 9寸<br>9寸 | 横<br>横 | 用于量头部的横寸 |
| 胸腹部 | 天突至歧骨（胸剑联合）<br>歧骨至脐中<br>脐中至横骨上廉（耻骨联合上缘） | 9寸<br>8寸<br>5寸 | 直<br>直<br>直 | 胸部与胁肋部取穴直寸，一般根据肋骨计算，每一肋骨折作1.6寸（天突穴至璇玑穴可作1寸，璇玑穴至中庭穴各穴间可做1.6寸计算） |
| | 两乳头之间 | 8寸 | 横 | 胸腹部取穴横寸，可根据两乳头间的距离折量，女性可用锁骨中线代替 |
| 背腰部 | 大椎以下至尾骶<br>两肩胛骨脊柱缘之间 | 21椎<br>6寸 | 直<br>横 | 背腰部腧穴以脊椎棘突作为定位标志。一般，两肩胛骨下角连线平第七胸椎棘突，两髂嵴连线平第四腰椎棘突 |
| 身侧部 | 腋以下至季胁<br>季胁以下至髀枢 | 12寸<br>9寸 | 直<br>直 | 季胁指第11肋端下方<br>髀枢指股骨大转子高点 |
| 上肢部 | 腋前纹头（腋前皱襞）至肘横纹<br>肘横纹至腕横纹 | 9寸<br>12寸 | 直<br>直 | 用于手三阴、手三阳经的骨度分寸 |
| 下肢部 | 横骨上廉至内辅骨上廉<br>内辅骨下廉至内踝尖 | 18寸<br>13寸 | 直<br>直 | 内辅骨上廉指股骨内侧髁上缘<br>内辅骨下廉指胫骨内侧髁下缘<br>内踝尖指内踝向内的凸起处 |
| | 髀枢至膝中<br>膝中至外踝尖<br>外踝尖至足底 | 19寸<br>16寸<br>3寸 | 直<br>直<br>直 | 臀横纹至膝中，可做14寸折量膝中的水平线，前平膝盖下缘，后平腘横纹，屈膝时可平犊鼻穴 |

骨度分寸法通常是以体表标志为基准，测量全身各部的长度或宽度，实际上是体表标志定位法应用的扩大，可补充体表标志定位法的局限性，是临床上最常用、适用穴位最多、准确性较高的腧穴定位法。

### （三）手指同身寸定位法

手指同身寸定位法，是指以患者本人的手指为尺寸折量标准来量取穴位的定位方法，又称“手指比量法”和“指寸法”，此法常用的有中指同身寸、拇指同身寸和横指同身寸三种。

#### 1. 中指同身寸

中指同身寸是以患者中指屈曲时中节桡侧两端纹头之间的距离为1寸，这种“同身寸”法与骨度分寸相比略为偏长，临床应用时应予注意。

#### 2. 拇指同身寸

拇指同身寸是以患者拇指指间关节之宽度为1寸，与中指同身寸比较，拇指同身寸标志清晰，应用方便，故是指寸法中较为常用的一种。

#### 3. 横指同身寸

横指同身寸是当患者第2～5指并拢时中指近侧指间关节横纹水平的4指宽度为3寸。四横指为一夫，合三寸，故此法又称“一夫法”，横指同身寸也是指寸法中较为常用的一种。

手指同身寸定位法只能在骨度法的基础上应用，不能以指寸悉量全身各部，否则长短失度。体表标志和骨度分寸是确定腧穴位置的基本方法，手指比量，只能说是应用上法时的一种配合“手法”。

### （四）简便取穴

简便取穴法是一种简便易行的腧穴定位方法。常用的简便取穴方法有：两手伸开，于虎口交叉，当食指端处取列缺；半握拳，当中指端所指处取劳宫；两手自然下垂，于中指端处取风市；垂肩屈肘于平肘尖处取章门；两耳角直上连线中点取百会等。简便取穴法通常仅作为取穴法的参考，临床应用时尽量以体表标志和骨度法为准。

## 六、常用腧穴

### 1. 尺泽　手太阴肺经合穴

**定位**　在肘横纹中，肱二头肌腱桡侧凹陷处（图1）。

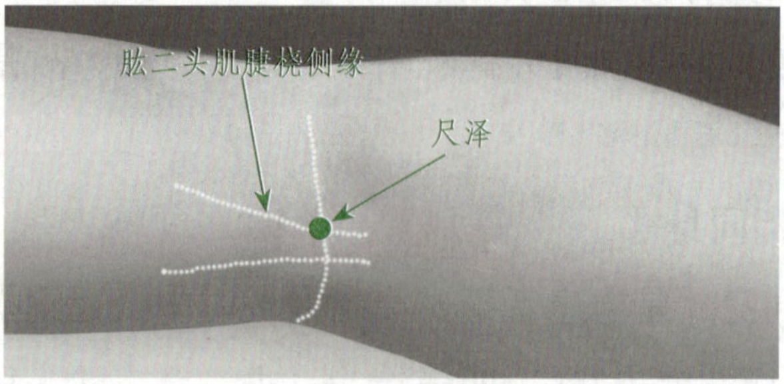


图1

**主治**　①咳嗽、气喘、咳血、咽喉肿痛等肺疾；②肘臂挛痛；③急性吐泻，中暑，小儿惊风。

**操作**　直刺0.8～1.2寸，或点刺出血。

### 2. 列缺　手太阴肺经络穴；八脉交会穴（通于任脉）

**定位**　桡骨茎突上方，腕横纹上1.5寸，当肱桡肌与拇长展肌腱之间。简便取穴法：两手虎口自然平直交叉，一手食指按在另一手桡骨茎突上，指尖下凹陷中是穴（图2）。

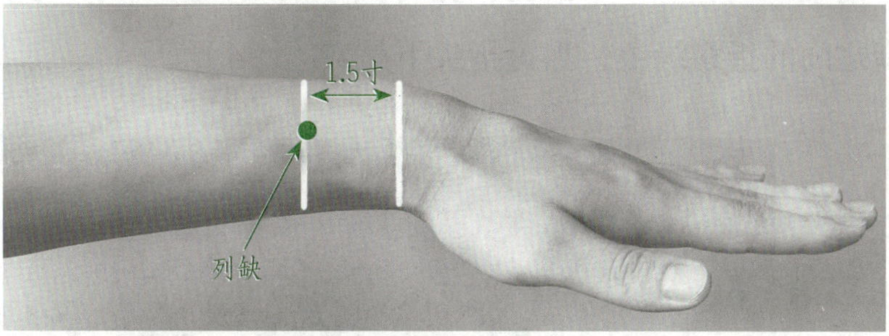


图2

**主治**　①咳嗽、气喘、咽喉肿痛等肺系病症；②头痛、齿痛、项强，口眼歪斜等头项部疾患。

**操作**　向上斜刺0.5 ~ 0.8寸。

### 3. 少商　手太阴肺经井穴

**定位**　拇指桡侧指甲角旁0.1寸（图3）。

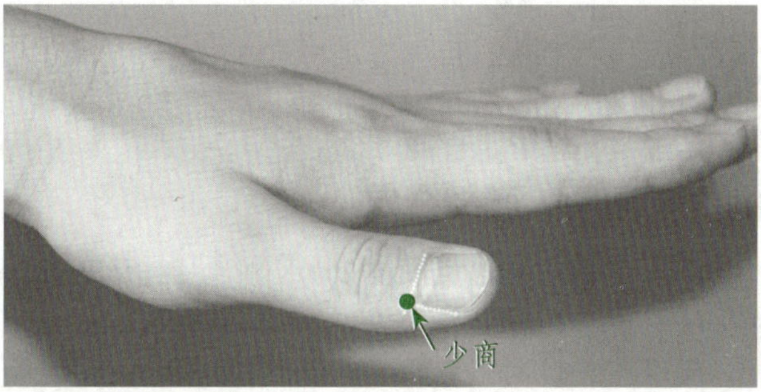


图3

**主治** ①咽喉肿痛，鼻衄；②高热，昏迷，癫狂。

**操作** 浅刺0.1寸，或点刺出血。

### 4. 合谷 手阳明大肠经原穴

**定位** 在手背，第1、2掌骨间，当第2掌骨桡侧的中点处。简便取穴：以一手的拇指指骨关节横纹，放在另一手拇、食指之间的指蹼缘上，当拇指尖下是穴（图4）。

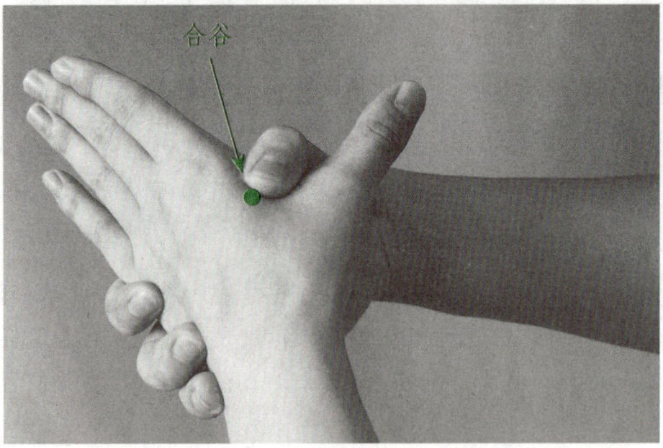


图4

**主治** ①头痛、目赤肿痛、鼻衄、齿痛、口眼歪斜、耳聋等头面五官疾患；②发热恶寒等外感病证，热病无汗或多汗；③经闭、滞产等妇产科病证。

**操作** 直刺0.5～1寸。

### 5. 曲池 手阳明大肠经合穴

**定位** 屈肘成直角，在肘横纹外侧端与肱骨外上髁连线中点（图5）。

**主治** ①手臂痹痛，上肢不遂；②热病；③高血压；④癫狂；⑤腹痛吐泻；⑥咽喉肿痛，齿痛，目赤痛；⑦瘾疹，湿

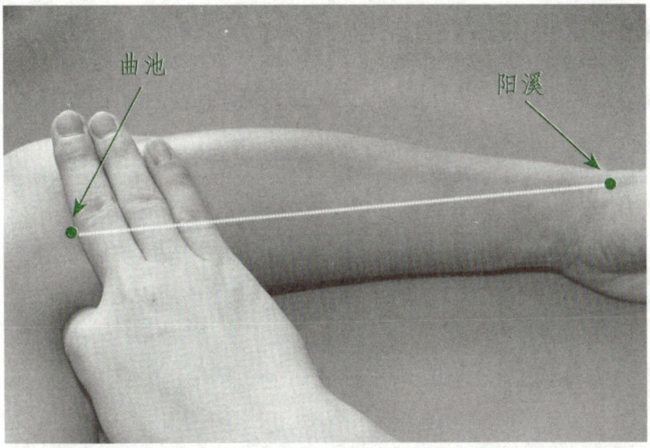


图5

疹，瘰疬。

**操作**　直刺0.8～1.2寸。

### 6. 肩髃　手阳明大肠经腧穴

**定位**　在肩峰端下缘，三角肌上部中央。上臂外展或向前平伸时，肩部出现两个凹陷，当肩峰前下方向凹陷处（图6）。

**主治**　①肩臂挛痛，上肢不遂；②瘾疹。

**操作**　直刺或向下斜刺0.8～1.5寸。

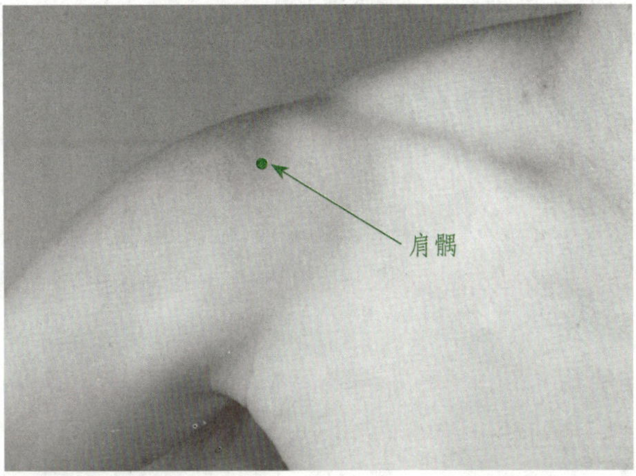


图6

### 7. 迎香　手阳明大肠经腧穴

**定位**　在鼻翼外缘中点旁，当鼻唇沟中间（图7）。

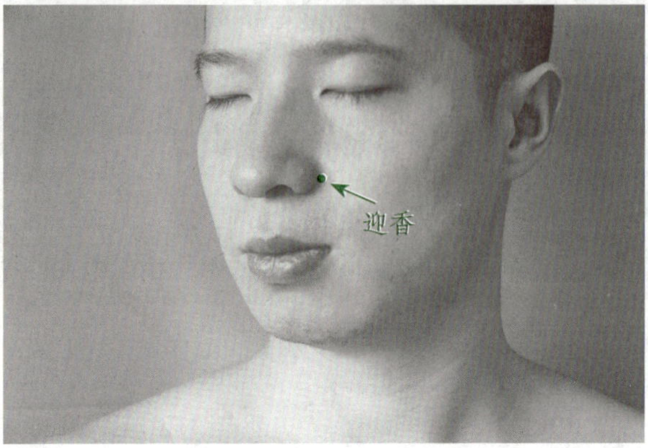


图7

**主治**　①鼻塞，鼽衄，口歪，面痒；②胆道蛔虫症。

**操作**　向内上方斜刺或平刺0.3～0.5寸。

### 8. 地仓　足阳明胃经腧穴

**定位**　在面部，口角外侧，上直对瞳孔（图8）。

**主治**　口歪，流涎，眼睑瞤动。

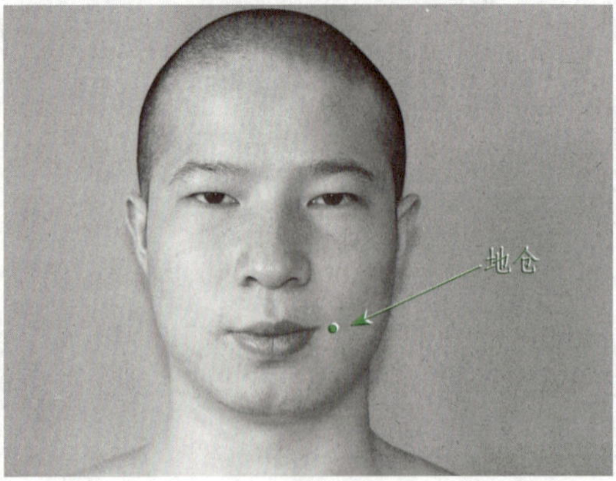


图8

**操作**　斜刺或平刺0.5～0.8寸，可向颊车透刺。

### 9. 颊车　足阳明胃经腧穴

**定位**　在面颊部，下颌角前上方约1横指，当咀嚼时咬肌隆起，按之凹陷处（图9）。

**主治**　口歪，齿痛，颊肿，口噤不语。

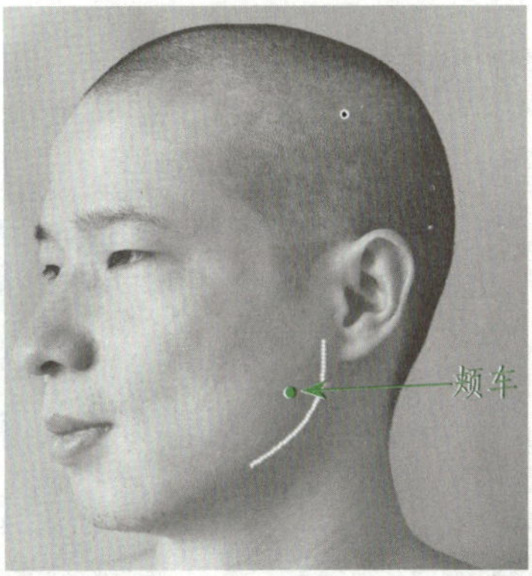


图9

**操作**　直刺0.3～0.5寸，平刺0.5～1寸，可向地仓透刺。

### 10. 头维　足阳明胃经腧穴

**定位**　在头侧部，当额角发际上0.5寸，头正中线旁4.5寸（图10）。

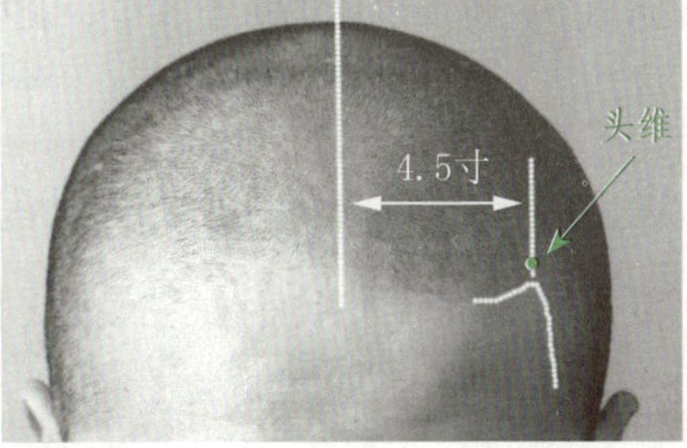


图10

**主治** 头痛，目眩，目痛，流泪。

**操作** 平刺0.5 ~ 1寸。

### 11. 天枢 足阳明胃经腧穴、募穴

**定位** 脐中旁开2寸。

**主治** ①腹胀肠鸣，绕脐痛，便秘，泄泻，痢疾；②月经不调、痛经。

**操作** 直刺1 ~ 1.5寸。

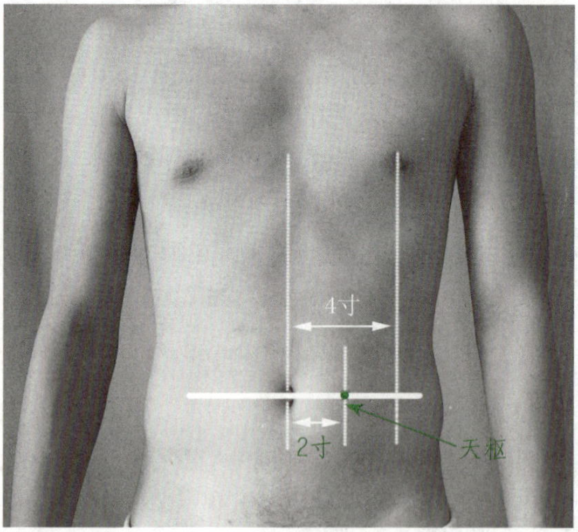


图11

### 12. 足三里 足阳明胃经合穴、胃下合穴

**定位** 在小腿前外侧，当犊鼻下3寸，距胫骨前缘外开一横指（中指）（图12）。

**主治** ①胃痛，呕吐，噎膈，腹胀，泄泻，痢疾，便秘；②乳痈，肠痈；③下肢痹痛，水肿；⑤癫狂；⑥脚气；⑦虚劳羸瘦，为强壮保健要穴。

**操作** 直刺1 ~ 2寸。

## 13. 丰隆　足阳明胃经络穴

**定位**　在小腿前外侧，当外踝尖上8寸，条口外，距胫骨前缘二横指（中指）（图13）。

**主治**　①头痛，眩晕；②癫狂；③痰多咳嗽；④下肢痿痹；⑤腹胀，便秘。

**操作**　直刺1～1.5寸。

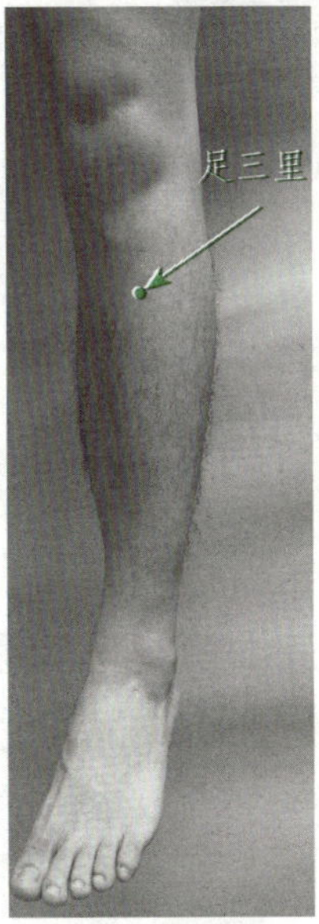


图12

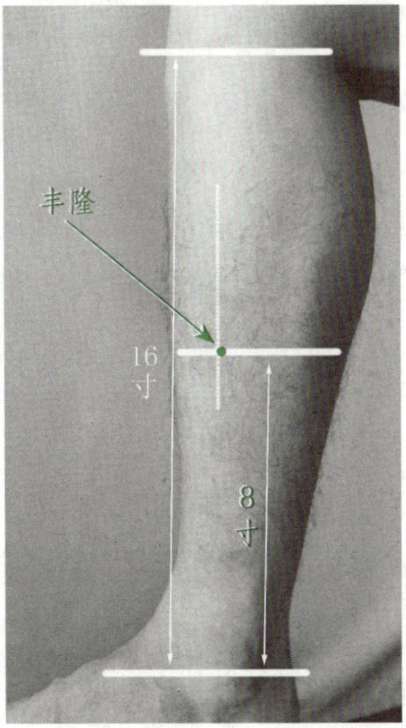


图13

## 14. 内庭　足阳明胃经荥穴

**定位**　在足背当第2、3趾间缝纹端（图14）。

**主治**　①齿痛，咽喉肿病，口歪，鼻衄；②热病；③胃病吐酸，腹胀，泄泻，痢疾，便秘；④足背肿痛。

**操作**　直刺或斜刺0.5～0.8寸。

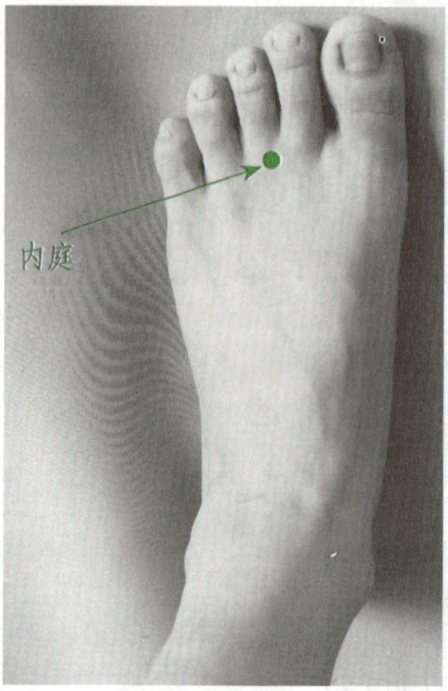


图14

## 15. 太白 足太阴脾经输穴、原穴

**定位** 在足内侧缘，当足大趾第1跖骨小头后缘，赤白肉际凹陷处（图15）。

**主治** ①肠鸣，腹胀，泄泻胃痛，便秘；②体重节痛；③痔漏。

**操作** 直刺0.5～0.8寸。

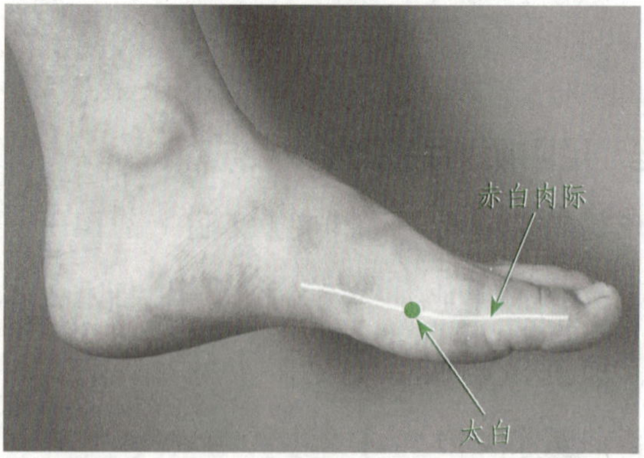


图15

## 16. 三阴交　足太阴脾经腧穴

**定位**　在足内踝尖上3寸，胫骨内侧面后缘（图16）。

**主治**　①肠鸣腹胀，泄泻；②月经不调，带下，阴挺，不孕，滞产；③遗精，阳痿，遗尿，疝气；④失眠；⑤下肢痿痹，脚气。

**操作**　直刺1～1.5寸。孕妇禁针。

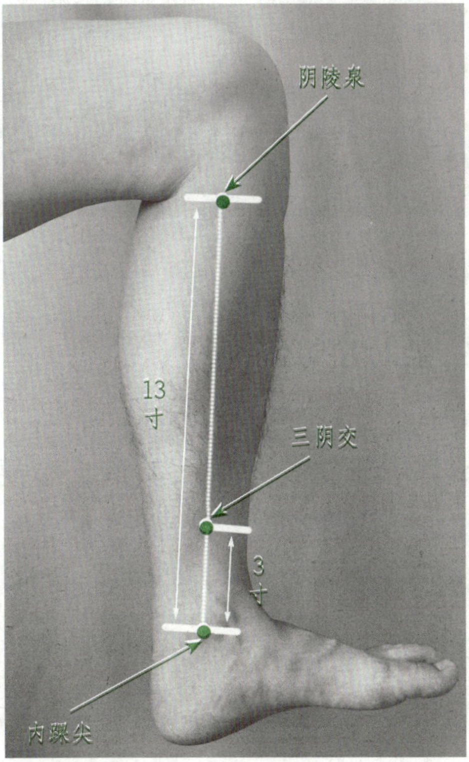


图16

## 17. 地机　足太阴脾经郄穴

**定位**　在内踝尖与阴陵泉的连线上，阴陵泉下3寸（图17）。

**主治**　①月经不调，痛经，崩漏；②腹痛，泄泻；③小便不利，水肿。

**操作**　直刺1～1.5寸。

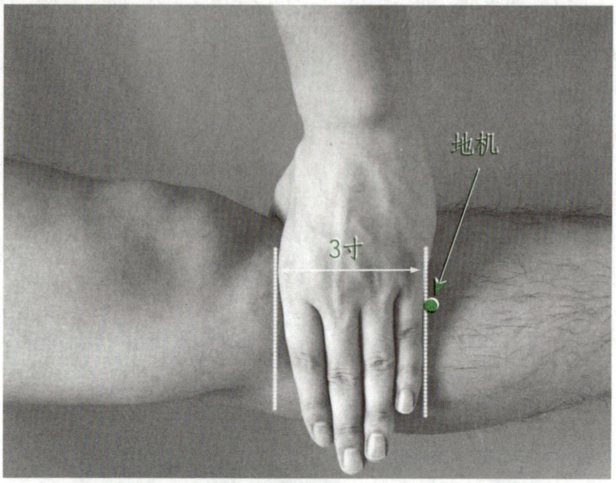


图17

## 18. 阴陵泉　足太阴脾经合穴

**定位**　在小腿内侧，当胫骨内侧髁后下方凹陷处（图18）。

**主治**　①腹胀，泄泻，水肿，黄疸，小便不利或失禁；②膝痛。

**操作**　直刺1～2寸。

## 19. 血海　足太阴脾经腧穴

**定位**　屈膝，在大腿内侧，髌底内侧端上2寸，当股四头肌内侧头的隆起处。［简便取穴法］患者屈膝，医者以左手掌心按于患者右膝髌骨上缘，二至五指向上伸直，拇指约呈45度斜置，拇指尖下是穴，对侧取法仿此（图19）。

**主治**　①月经不调，崩漏，经闭；②瘾疹，湿疹，丹毒。

**操作**　直刺1～1.5寸。

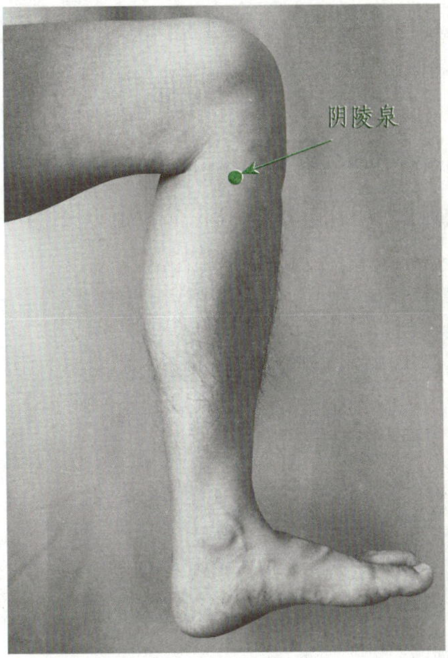


图18

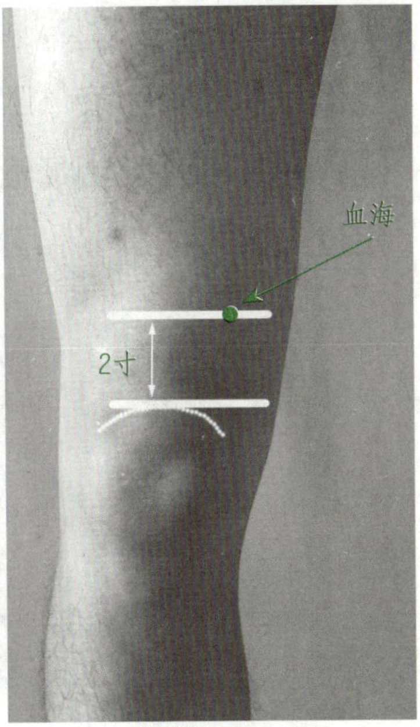


图19

## 20. 阴郄　手少阴心经郄穴

**定位**　在前臂掌侧，腕横纹上0.5寸，尺侧腕屈肌腱的桡侧缘（图20）。

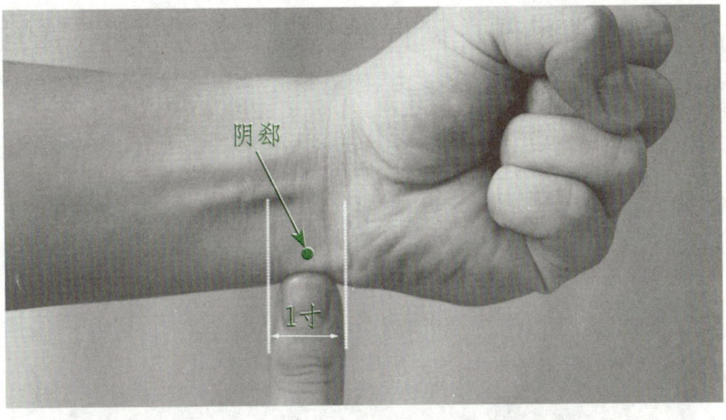


图20

**主治** ①心痛，惊悸；②骨蒸盗汗；③吐血，衄血。

**操作** 直刺0.3～0.5寸。不宜深刺以免伤及血管和神经。

### 21. 神门 手少阴心经输穴、心之原穴

**定位** 腕横纹尺侧端，尺侧腕屈肌腱的桡侧凹陷处（图21）。

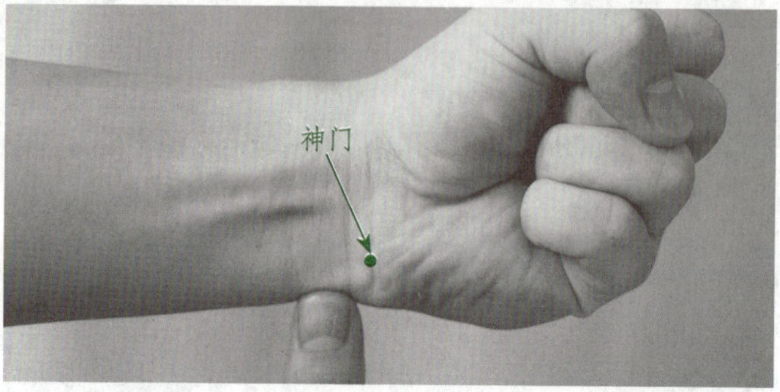


图21

**主治** ①心病，心烦，惊悸，怔忡，健忘，失眠，癫狂痫；②高血压；③胸胁痛。

**操作** 直刺0.3～0.5寸。

### 22. 后溪 手太阳小肠经输穴、八脉交会穴（通督脉）

**定位** 在手掌尺侧，微握拳，第5指掌关节后的远侧掌横纹头赤白肉际（图22）。

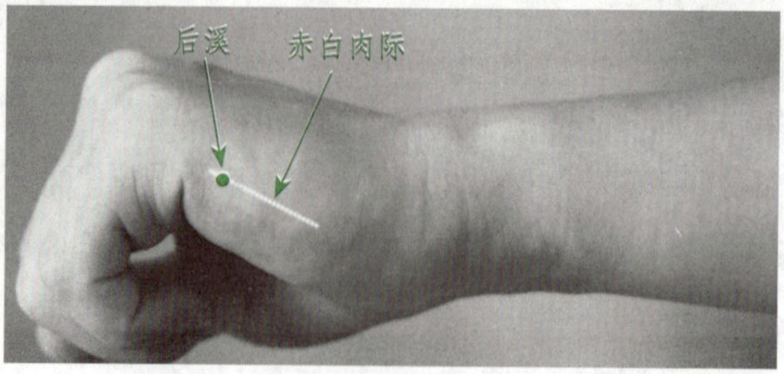


图22

**主治**　①头项强痛，腰背痛，手指及肘臂挛痛；②目赤，耳聋，咽喉肿痛；③癫狂；④疟疾。

**操作**　直刺0.5～1寸。治手指挛痛可透刺合谷。

**23. 听宫　手太阳小肠经腧穴**

**定位**　耳屏前，下颌骨髁状突的后方，张口时呈凹陷处（图23）。

**主治**　①耳鸣，耳聋，聤耳；②齿痛。

**操作**　张口，直刺1～1.5寸。留针时要保持一定的张口姿势。

**24. 攒竹　足太阳膀胱经腧穴**

**定位**　眉头凹陷中，额切迹处，约在目内眦直上（图24）。

**主治**　①头痛，眉棱骨痛；②眼睑瞤动、眼睑下垂、目视不明、目赤肿痛等目疾；③急性腰扭伤。

**操作**　可向眉中平刺或斜刺0.5～0.8寸或直刺0.2～0.3寸。禁灸。

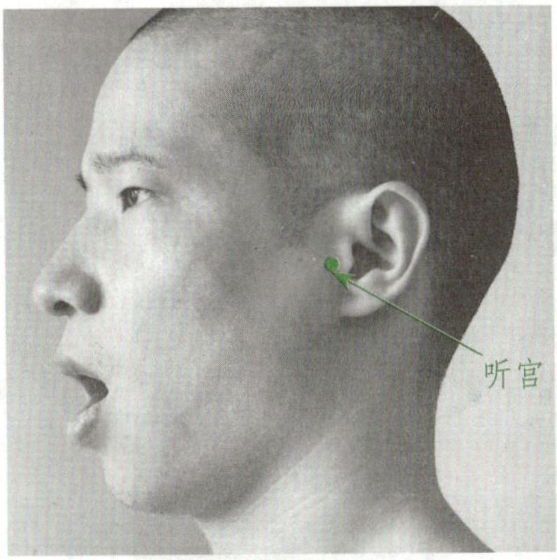


图23

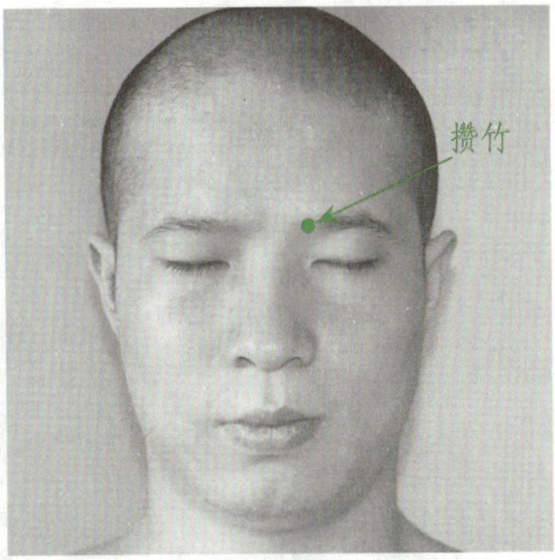


图24

## 25. 风门　足太阳膀胱经腧穴

**定位**　第2胸椎棘突下，后正中线旁开1.5寸（图25）。

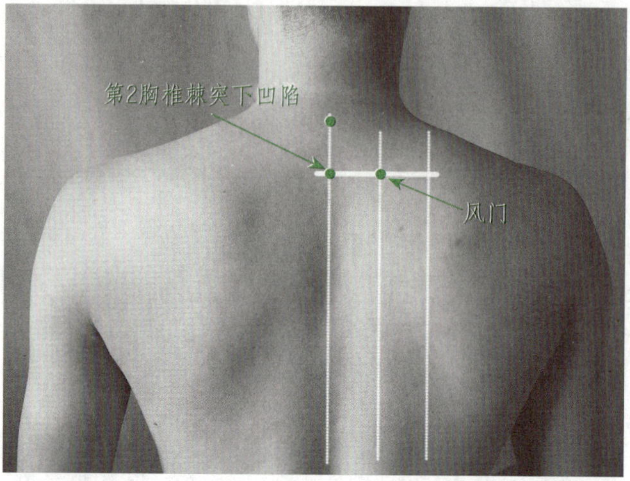


图25

**主治**　①感冒，咳嗽，发热，头痛；②项强，胸背痛。

**操作**　斜刺0.5～0.8寸。

## 26. 肺俞　足太阳膀胱经腧穴、肺之背俞穴

**定位**　第3胸椎棘突下，后正中线旁开1.5寸（图26）。

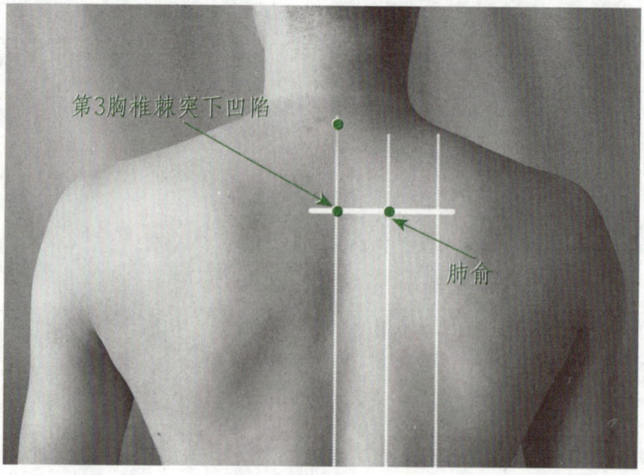


图26

**主治**　①咳嗽、气喘、咯血等肺疾；②骨蒸潮热，盗汗。

**操作**　斜刺0.5～0.8寸。

### 27. 心俞　足太阳膀胱经腧穴、心之背俞穴

**定位**　第5胸椎棘突下，后正中线旁开1.5寸（图27）。

**主治**　①心痛、惊悸、失眠、健忘、癫痫等心与神志病变；②咳嗽，吐血。

**操作**　斜刺0.5～0.8寸。

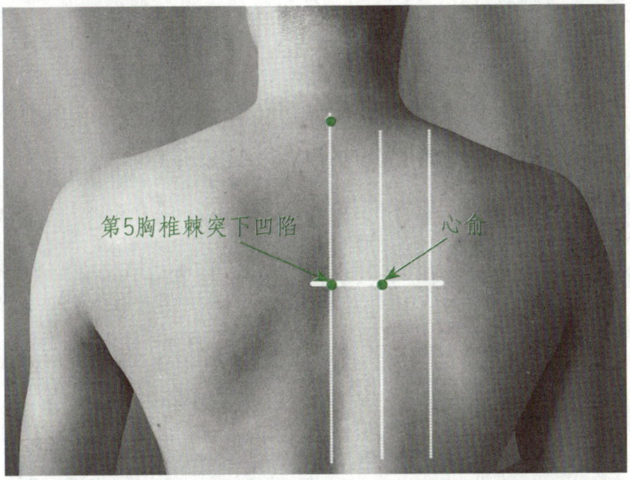


图27

### 28. 膈俞　足太阳膀胱经腧穴、八会穴之血会

**定位**　第7胸椎棘突下，后正中线旁开1.5寸（图28）。

**主治**　①呕吐、呃逆、气喘、吐血等上逆之证；②贫血；③瘾疹，皮肤瘙痒；④潮热，盗汗。

**操作**　斜刺0.5～0.8寸。

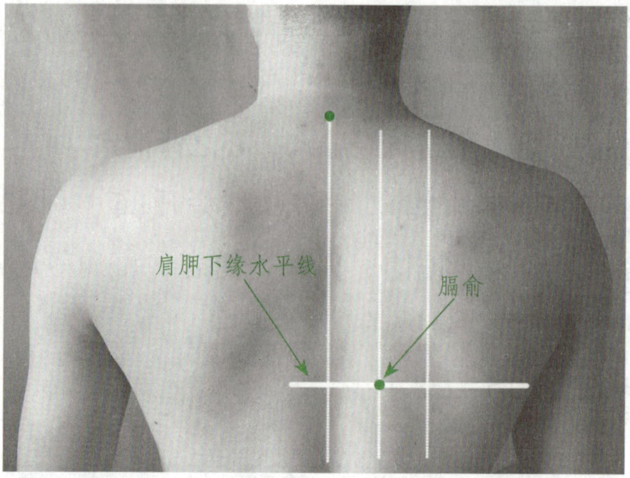


图28

## 29. 肝俞 足太阳膀胱经腧穴、肝之背俞穴

**定位** 第9胸椎棘突下，后正中线旁开1.5寸（图29）。

**主治** ①黄疸，胸胁胀痛，目疾；②癫狂痫；③脊背痛。

**操作** 斜刺0.5～0.8寸。

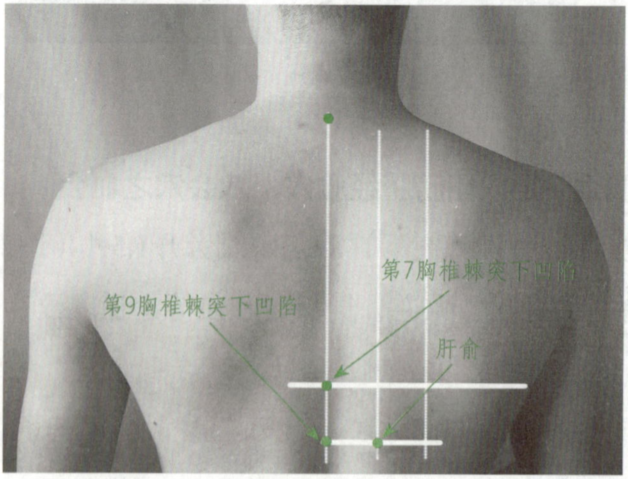


图29

## 30. 胆俞　足太阳膀胱经腧穴、胆之背俞穴

**定位**　第10胸椎棘突下，后正中线旁开1.5寸（图30）。

**主治**　①黄疸、口苦、胁痛等肝胆疾患；②肺痨，潮热。

**操作**　斜刺0.5～0.8寸。

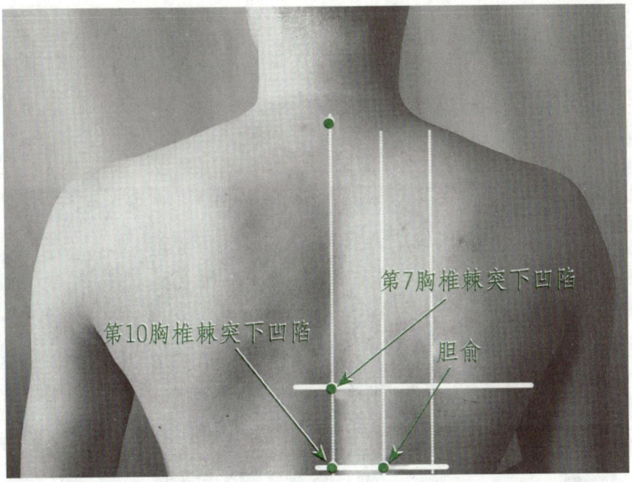


图30

## 31. 脾俞　足太阳膀胱经腧穴、脾之背俞穴

**定位**　第11胸椎棘突下，后正中线旁开1.5寸（图31）。

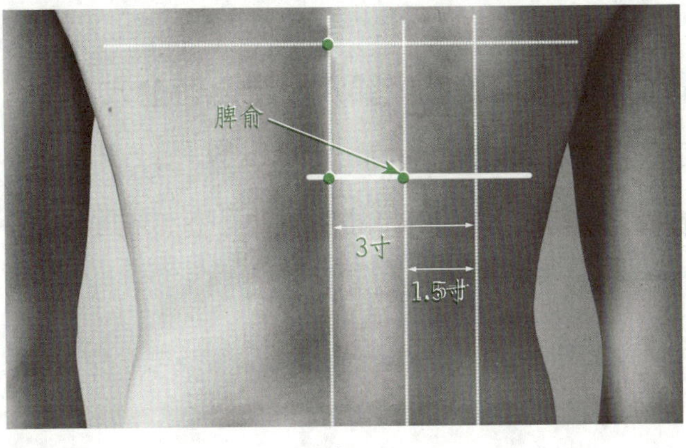


图31

**主治** ①腹胀、腹泻、呕吐、痢疾、便血等脾胃肠腑病证；②背痛。

**操作** 斜刺0.5～0.8寸。

## 32. 胃俞 足太阳膀胱经腧穴、胃之背俞穴

**定位** 第12胸椎棘突下，后正中线旁开1.5寸（图32）。

**主治** ①胃脘痛、呕吐、腹胀、肠鸣等脾胃疾患；②背痛。

**操作** 斜刺0.5～0.8寸。

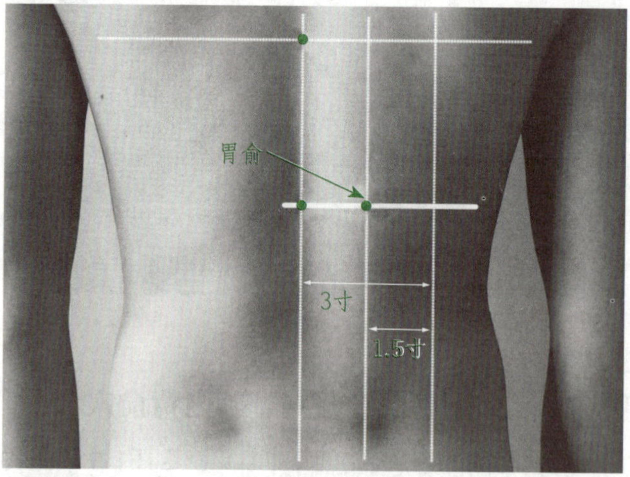

图32

## 33. 肾俞 足太阳膀胱经腧穴、肾之背俞穴

**定位** 第2腰椎棘突下，后正中线旁开1.5寸（图33）。

**主治** ①腰痛；②遗尿、遗精、阳痿、月经不调、带下等生殖泌尿系疾患；③耳鸣，耳聋。

**操作** 直刺0.5～1寸。

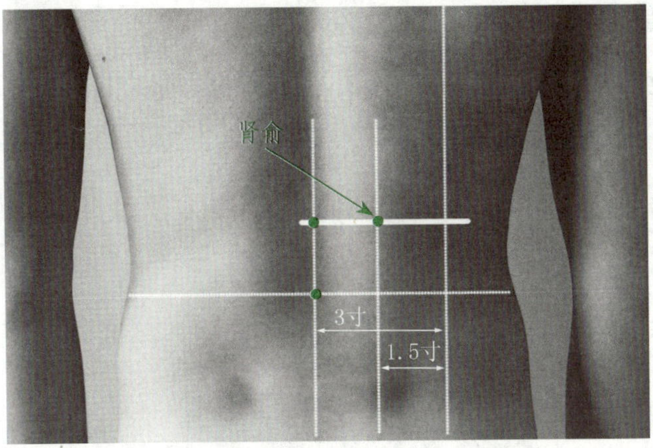


图33

## 34. 委中　足太阳膀胱经合穴、膀胱之下合穴

**定位**　腘横纹中点，当股二头肌肌腱与半腱肌肌腱的中间（图34）。

**主治**　①腰背痛、下肢痿痹等腰及下肢病证；②腹痛，急性吐泻；③小便不利，遗尿；④丹毒。

**操作**　直刺1～1.5寸，或用三棱针点刺腘静脉出血。针刺不宜过快、过强、过深，以免损伤血管和神经。

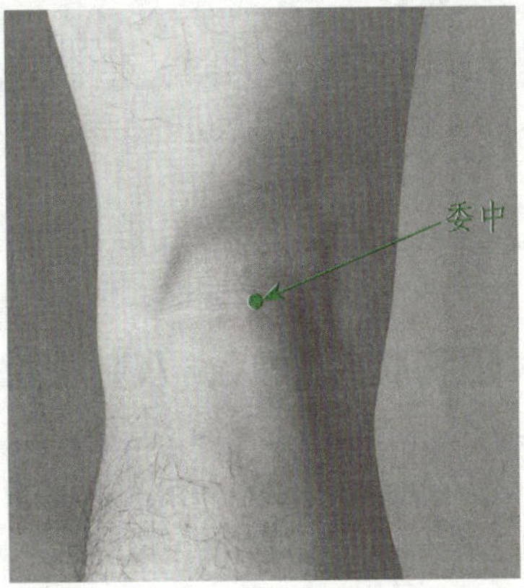


图34

### 35. 昆仑　足太阳膀胱经经穴

**定位**　在外踝后方，当外踝尖与跟腱之间的凹陷处（图35）。

**主治**　①后头痛，项强，腰骶疼痛，足踝肿痛；②癫痫；③滞产。

**操作**　直刺0.5～0.8寸。孕妇禁用，经期慎用。

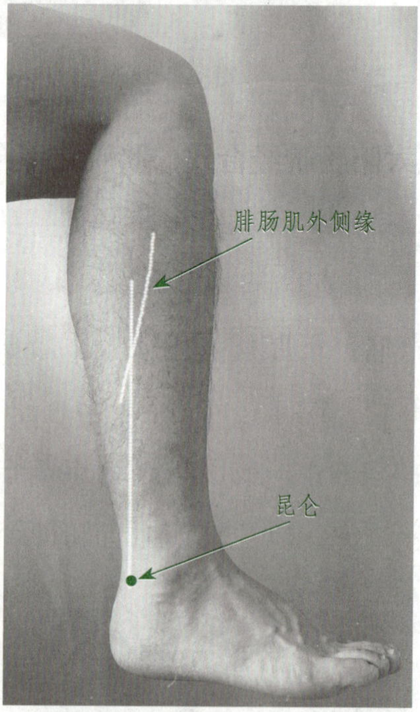


图35

### 36. 申脉　足太阳膀胱经腧穴、八脉交会穴（通阳跷脉）

**定位**　外踝直下方凹陷中（图36）。

**主治**　①头痛，眩晕；②癫狂痫证、失眠等神志疾患；③腰腿酸痛。

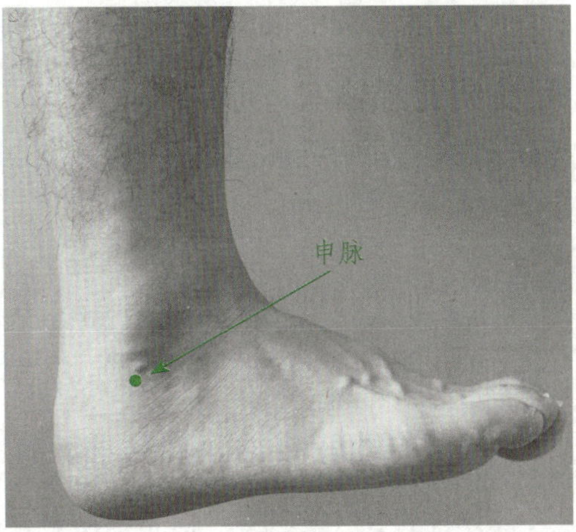


图36

**操作** 直刺0.3～0.5寸。

## 37. 涌泉 足少阴肾经井穴

**定位** 在足底部，卷足时足前部凹陷处，约当足底第2、3趾间缝纹端与足跟连线的前1/3与后2/3交点上（图37）。

**主治** ①昏厥、中暑、癫痫、小儿惊风等急症及神志病患；②头痛，头晕；③咯血，咽喉肿痛；④小便不利，便秘；⑤足心热；⑥奔豚气。

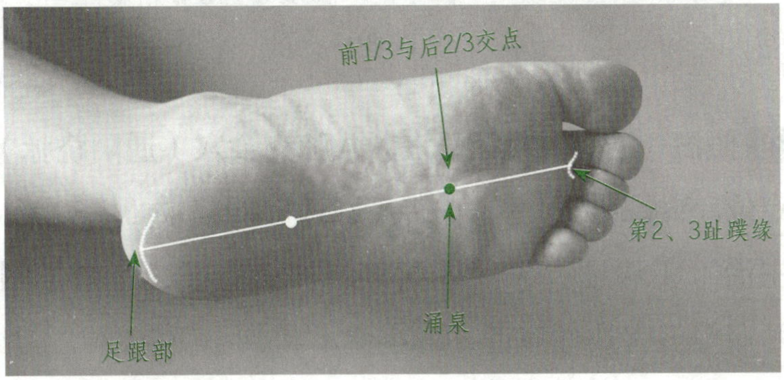


图37

**操作** 直刺0.5～1寸。针刺时要防止刺伤足底动脉弓。

### 38. 太溪 足少阴肾经输穴、原穴

**定位** 内踝后方，当内踝尖与跟腱之间的中点凹陷处（图38）。

**主治** ①头痛、目眩、咽喉肿痛、齿痛、耳聋、耳鸣等肾虚性五官病证；②月经不调、遗精、阳痿、小便频数等泌尿生殖系疾患；③腰脊痛及下肢厥冷，内踝肿痛；④气喘、胸痛、咯血等肺部疾患；⑤消渴；⑥失眠、健忘等肾精不足证。

**操作** 直刺0.5～1寸。

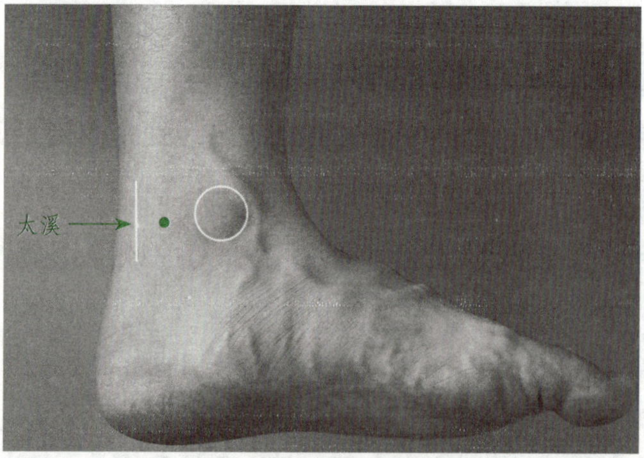


图38

### 39. 照海 足少阴肾经腧穴、八脉交会穴（通阴跷脉）

**定位** 内踝尖下1寸，内踝下缘边际凹陷中（图39）。

**主治** ①痫证、失眠等精神、神志病证；②咽干咽痛、目赤肿痛等五官热性病证；③小便不利，小便频数；④月经不调、痛经、赤白带下等妇科病证；⑤下肢痿痹。

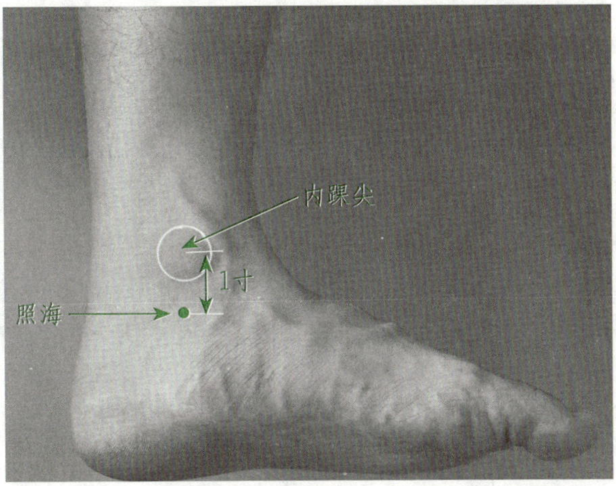


图39

**操作**　直刺0.5 ~ 1寸。

**40. 内关　手厥阴心包经络穴、八脉交会穴（通阴维脉）**

**定位**　在前臂掌侧，当曲泽与大陵的连线上，腕横纹上2寸，掌长肌腱与桡侧腕屈肌腱之间（图40）。

**主治**　①心痛、心悸、胸闷、胸痛等心胸病证；②胃痛、呕吐、呃逆等胃疾；③失眠、癫狂等神志病证；④上肢痹痛、偏瘫、手指麻木等局部病证。

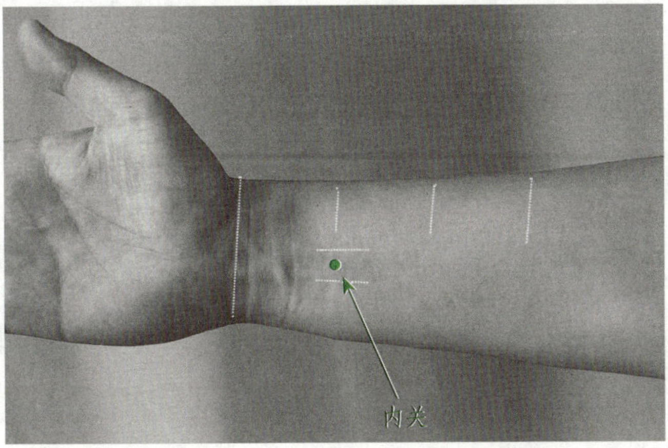


图40

**操作** 直刺0.5～1寸。

### 41. 劳宫 手厥阴心包经荥穴

**定位** 在手掌心，当第2、3掌骨之间偏于第3掌骨，握拳屈指中指尖处（图41）。

**主治** ①心痛，心悸；②癫狂痫；③口疮，口臭。

**操作** 直刺0.3～0.5寸。针刺时较痛，年老体弱者及孕妇慎用。

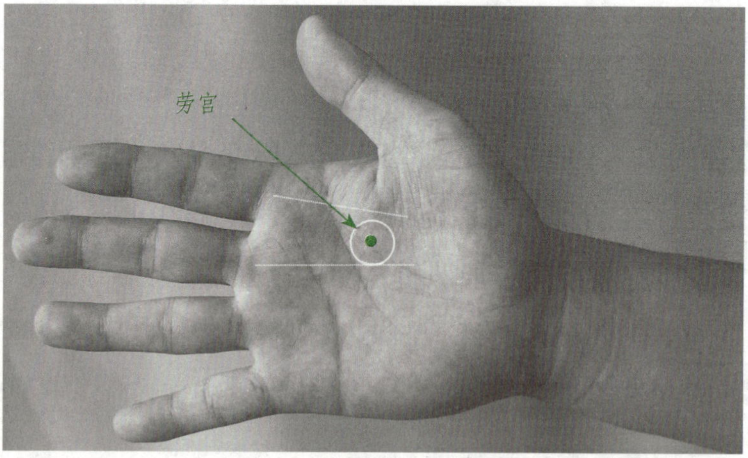


图41

### 42. 支沟 手少阳三焦经经穴

**定位** 在前臂背侧，当阳池与肘尖的连线上，腕背横纹上3寸，尺骨与桡骨之间（图42）。

**主治** ①便秘；②胁肋痛；③耳聋，耳鸣，暴喑；④瘰疬。

**操作** 直刺0.5～1寸。

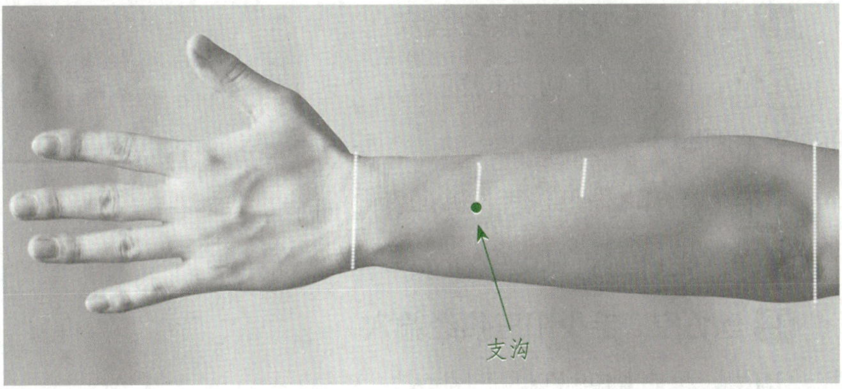


图42

## 43. 肩髎　手少阳三焦经腧穴

**定位**　在肩部，肩髃后方，当臂外展时，于肩峰后下方呈凹陷处（图43）。

**主治**　①臂痛，肩重不能举；②胁肋疼痛。

**操作**　向肩关节直刺1～1.5寸。

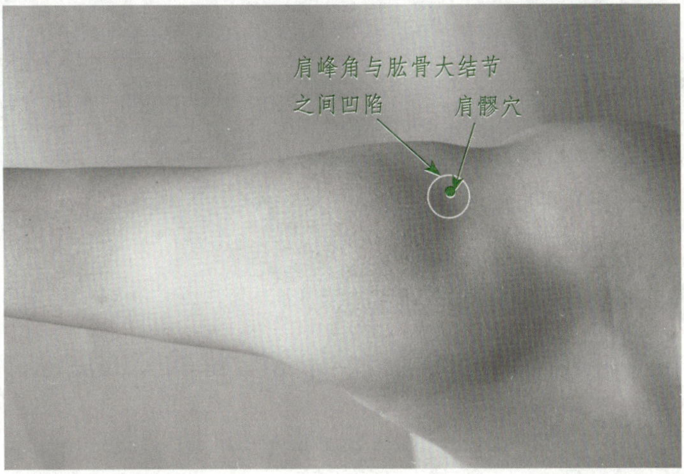


图43

### 44. 耳门　手少阳三焦经腧穴

**定位**　在耳屏上切迹的前方，下颌骨髁状突后缘，张口有凹陷处（图44）。

**主治**　①耳鸣、耳聋，聤耳；②齿痛。

**操作**　张口，直刺0.5～1寸。

### 45. 丝竹空　手少阳三焦经腧穴

**定位**　在眉梢凹陷处（图45）。

**主治**　①目赤肿痛，眼睑瞤动；②头痛，齿痛；③癫狂痫。

**操作**　平刺0.5～1寸。

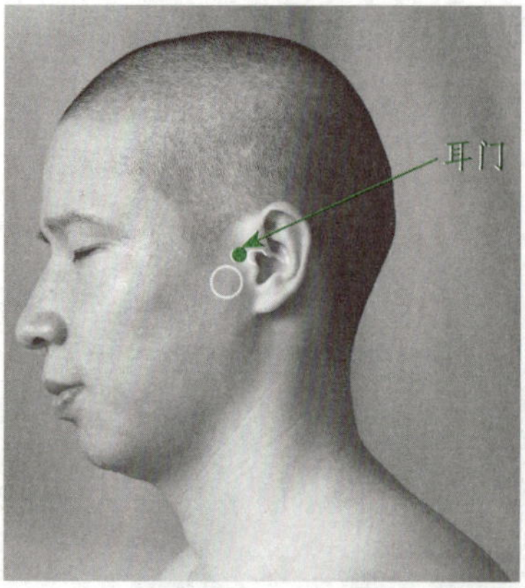


图44

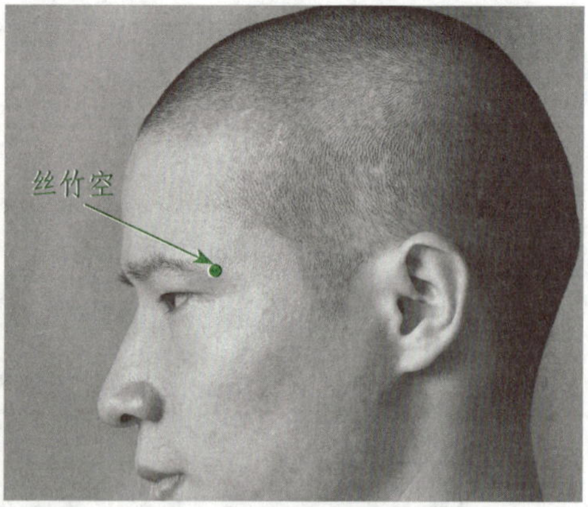


图45

### 46. 听会　足少阳胆经腧穴

**定位**　耳屏间切迹的前方，下颌骨髁状突的后缘，张口有凹陷处（图46）。

**主治**　①耳鸣、耳聋、聤耳等耳疾；②齿痛，口眼歪斜，面痛。

**操作** 直刺0.5～1寸。

**47. 阳白 足少阳胆经腧穴**

**定位** 目正视，瞳孔直上，眉上1寸（图47）。

**主治** 目赤肿痛、眼睑下垂、口眼歪斜、头痛等头目疾患。

**操作** 平刺0.3～0.5寸。

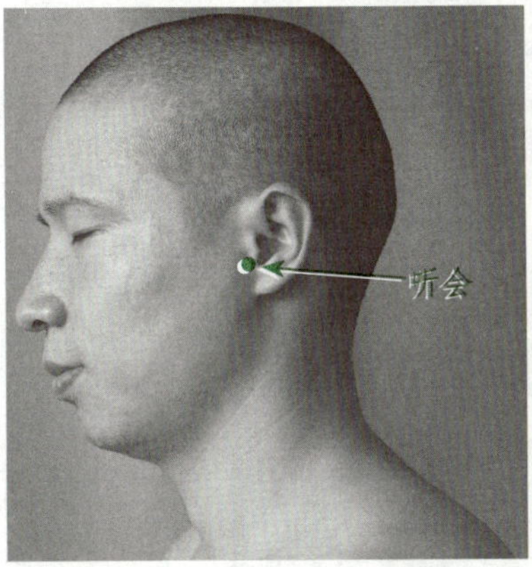


图46

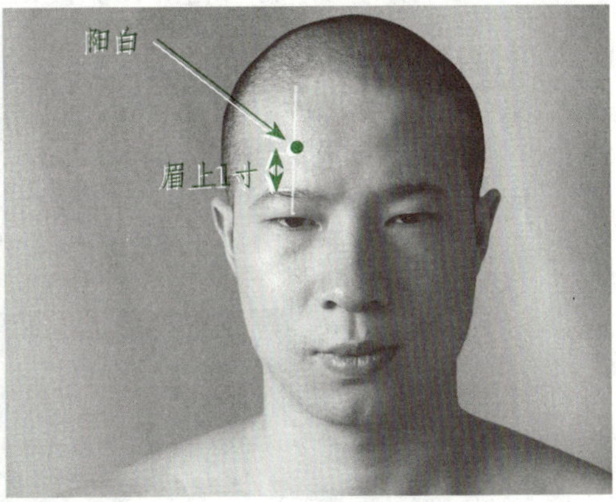


图47

**48. 风池 足少阳胆经腧穴**

**定位** 胸锁乳突肌与斜方肌上端之间的凹陷中，平风府穴（图48）。

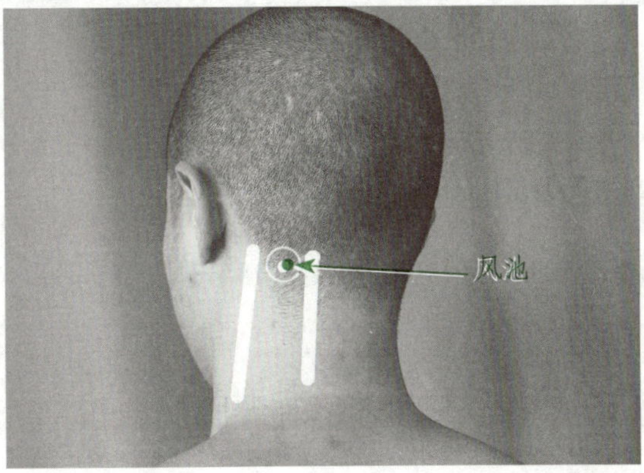


图48

**主治**　①头痛、眩晕、目赤肿痛、鼻渊、耳鸣等头面五官病证；②中风、不寐、癫痫等神志病证；③颈项强痛。

**操作**　针尖微下，向鼻尖方向斜刺0.8～1.2寸，或平刺透风府穴。

### 49. 肩井　足少阳胆经腧穴

**定位**　大椎与肩峰连线的中点上，前直对乳中（图49）。

**主治**　①肩背痹痛、上肢不遂、颈项强痛等肩颈上肢部病证；②瘰疬；③乳痈，乳汁不下；④难产，胞衣不下。

**操作**　直刺0.3～0.5寸，深部正当肺尖，慎不可深刺。

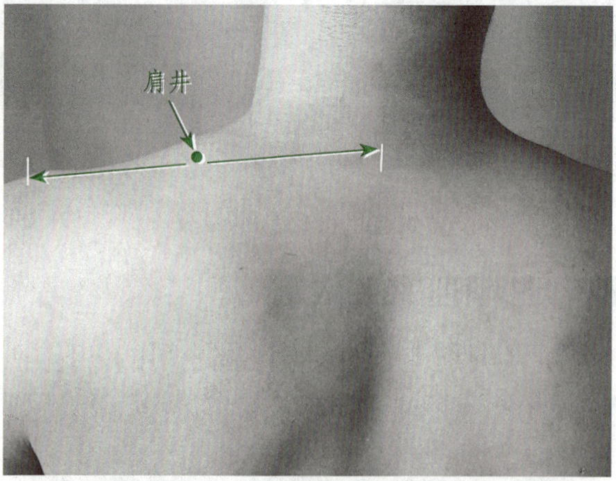


图49

### 50. 环跳　足少阳胆经腧穴

**定位**　侧卧屈股，股骨大转子最凸点与骶管裂孔连线的外1/3与中1/3交点处（图50）。

**主治**　腰胯疼痛、下肢痿痹等腰腿病证。

**操作**　直刺2～3寸。

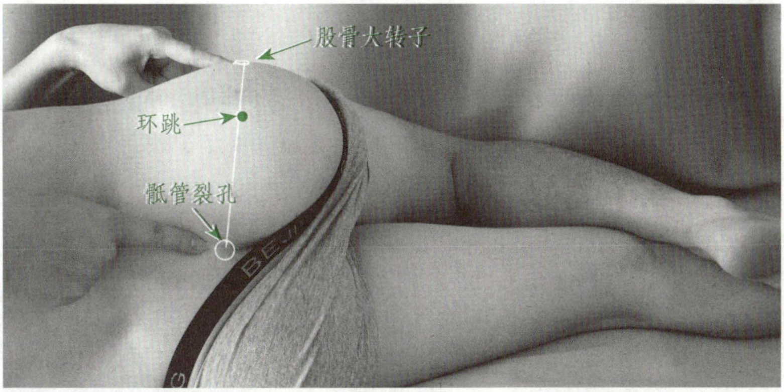


图50

**51. 阳陵泉　足少阳胆经合穴、胆之下合穴、八会穴之筋会**

**定位**　腓骨小头前下方凹陷处（图51）。

**主治**　①黄疸、口苦、呃逆、呕吐、胁肋疼痛等肝胆病证；②下肢痿痹、膝髌肿痛等，下肢、膝关节疾患；③肩痛。

**操作**　直刺1～1.5寸。

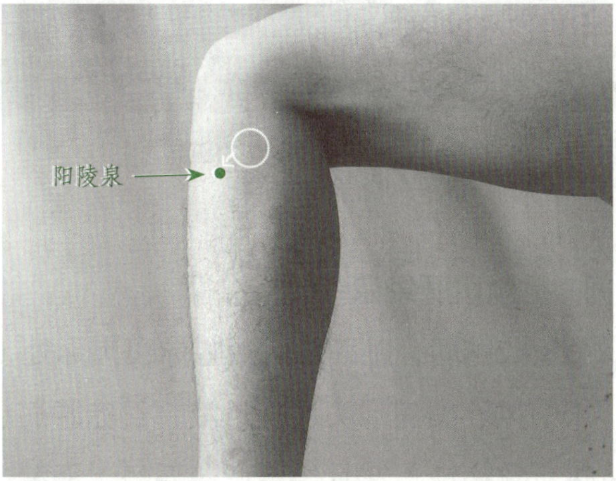


图51

## 52. 悬钟　足少阳胆经腧穴、八会穴之髓会

**定位**　外踝尖上3寸，腓骨前缘（图52）。

**主治**　①颈项强痛，胸胁胀痛，下肢痿痹；②痴呆，中风。

**操作**　直刺1～1.5寸。

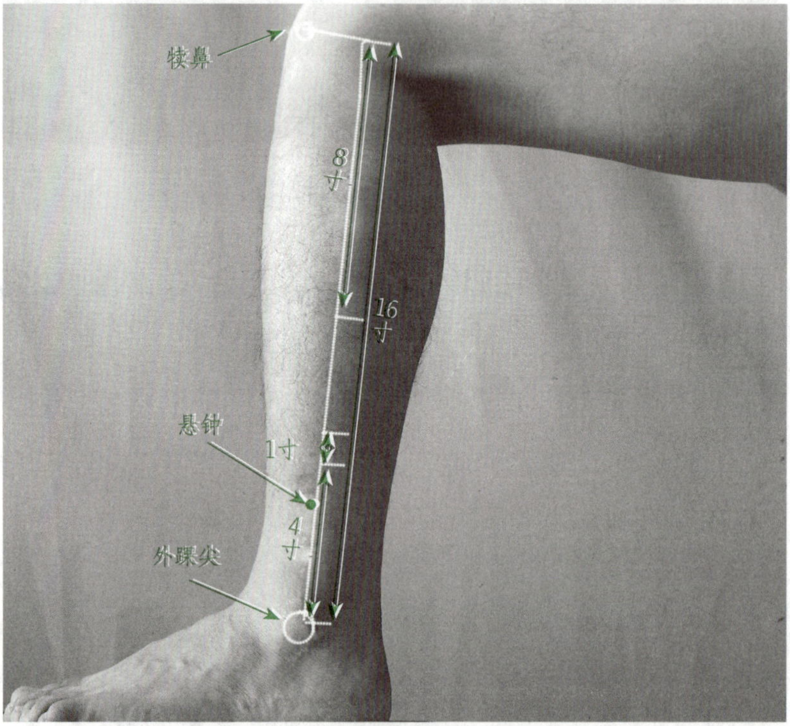


图52

## 53. 行间　足厥阴肝经荥穴

**定位**　第1、2趾间，趾蹼缘的后方赤白肉际处（图53）。

**主治**　①中风、癫痫、头痛、目眩、目赤肿痛、青盲、口歪等肝经风热所致病证；②月经不调、痛经、崩漏、带下等妇科病证；③遗尿、癃闭等泌尿系病证；④疝气；⑤胸胁胀痛。

**操作**　直刺0.5～0.8寸。

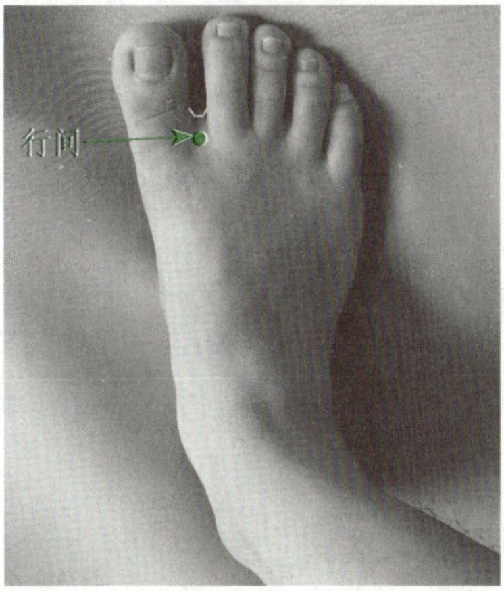


图53

### 54. 太冲　足厥阴肝经输穴、原穴

**定位**　第1、2跖骨结合部之前凹陷处（图54）。

**主治**　①头痛、眩晕、目赤肿痛、青盲、口歪等头面五官病证；②中风，癫痫，小儿惊风；③黄疸、胁痛、口苦、腹胀等肝胃病证；④月经不调、痛经、经闭、带下等妇科病证；⑤遗尿，癃闭；⑥下肢痿痹，足跗肿痛。

**操作**　直刺0.5～1寸。

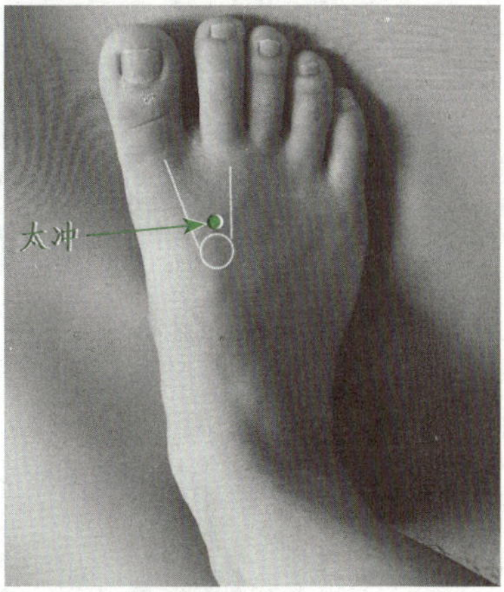


图54

### 55. 命门　督脉腧穴

**定位**　在腰部，当后正中线上，第二腰椎棘突下凹陷中（图55）。

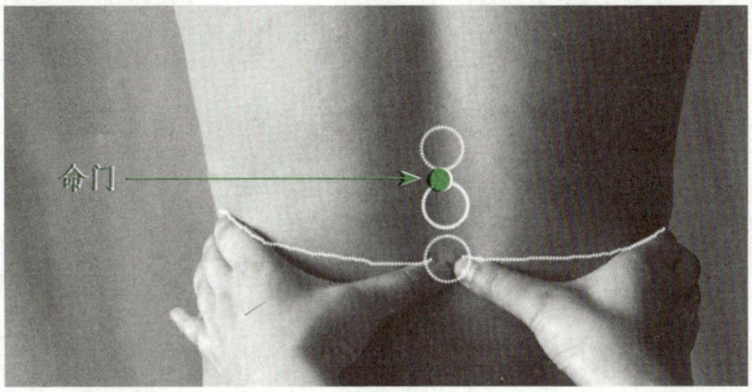


图55

**主治** ①腰痛，下肢痿痹；②遗精，阳痿，早泄；③月经不调，赤白带下；④遗尿，尿频；⑤泄泻。

**操作** 直刺0.5～1.0寸。

### 56. 大椎 督脉腧穴

**定位** 在背部，当后正中线上，第7胸椎棘突下凹陷中（图56）。

**主治** ①热病，疟疾；②感冒，咳嗽，气喘；③癫痫，小儿惊风；④头项强痛；⑤风疹，痤疮。

**操作** 斜刺0.5～1.0寸。

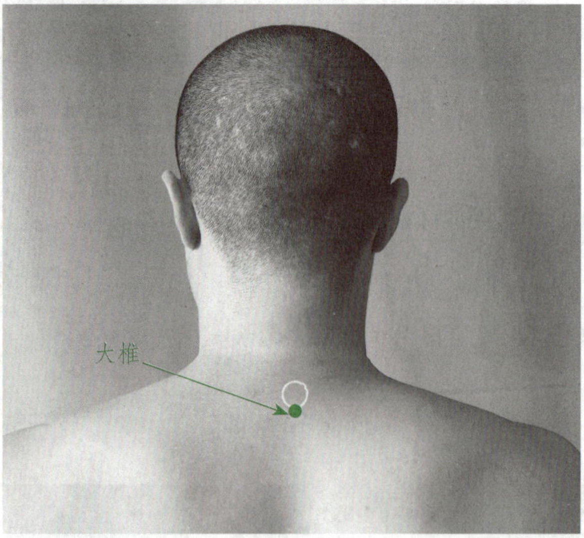


图56

### 57. 百会 督脉腧穴

**定位** 在头部，当前发际正中直上5寸，或头顶正中线与两耳尖连线的中点处（图57）。

**主治** ①头痛，眩晕；②中风失语，癫狂痫；③失眠，健忘；④脱肛，阴挺，久泻。

**操作**　平刺0.5～1.0寸。

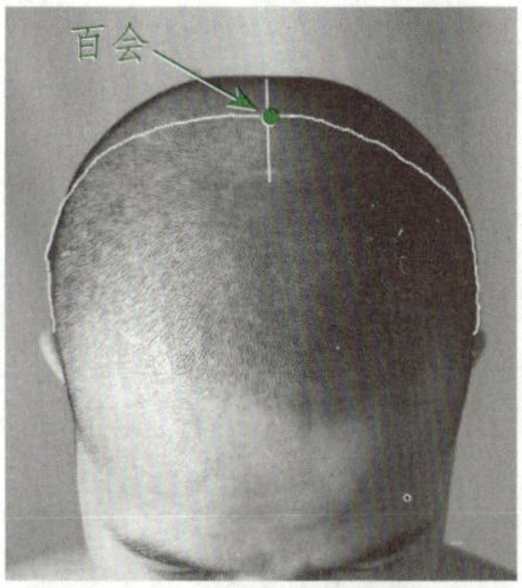


图57

### 58. 水沟　督脉腧穴

**定位**　在面部，当人中沟的上1／3与中1／3交点处（图58）。

**主治**　①昏迷，晕厥，中风，癫狂痫；②口歪，牙关紧闭；③闪挫腰痛，脊膂强痛；④消渴，黄疸，遍身水肿。

**操作**　向上斜刺0.3～0.5寸（或用指甲按掐），一般不灸。

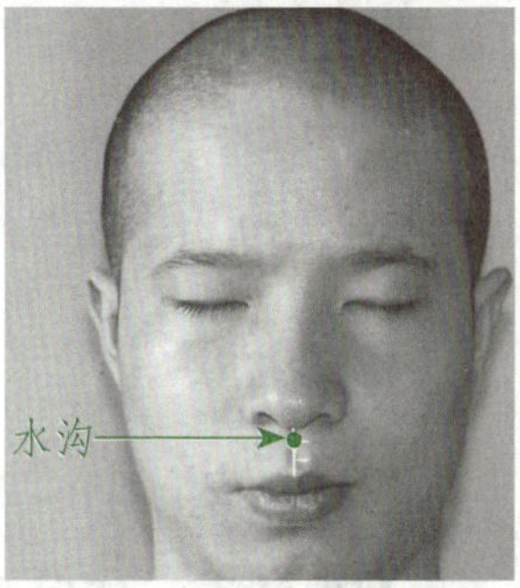


图58

### 59. 印堂　督脉腧穴

**定位**　在额部，当两眉头之中间（图59）。

**主治**　①头痛、眩晕、鼻渊、鼻衄、目赤肿痛等头面五官病证；②小儿惊风，失眠。

**操作**　提捏局部皮肤，向下平刺0.3～0.5寸；或用三棱针点刺出血。

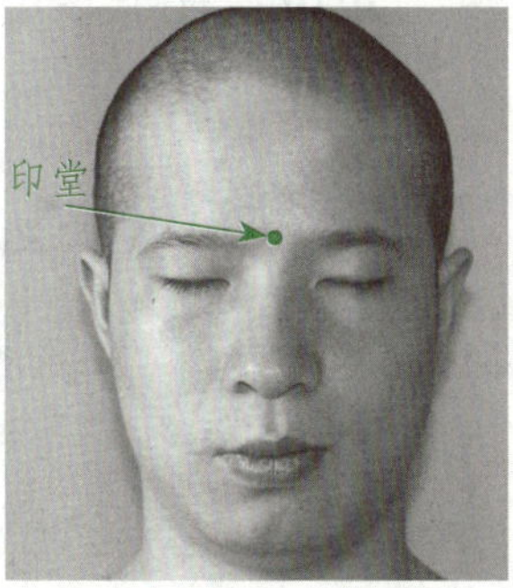


图59

### 60. 关元　任脉腧穴、小肠募穴

**定位**　在下腹部，前正中线上，当脐中下3寸（图60）。

**主治**　①阳痿，遗精，遗尿，癃闭，尿频；②月经不调，痛经，闭经，崩漏，带下，不孕；③腹痛，泄泻，痢疾；④虚劳羸瘦，中风脱证。

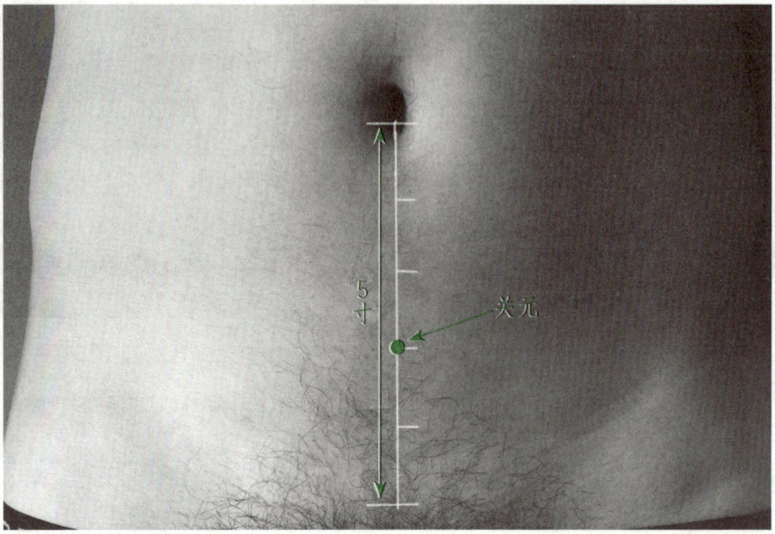


图60

**操作** 直刺1～1.5寸，需排尿后进行针刺。孕妇慎用。

### 61. 气海 任脉腧穴

**定位** 在下腹部，前正中线上，当脐中下1.5寸（图61）。

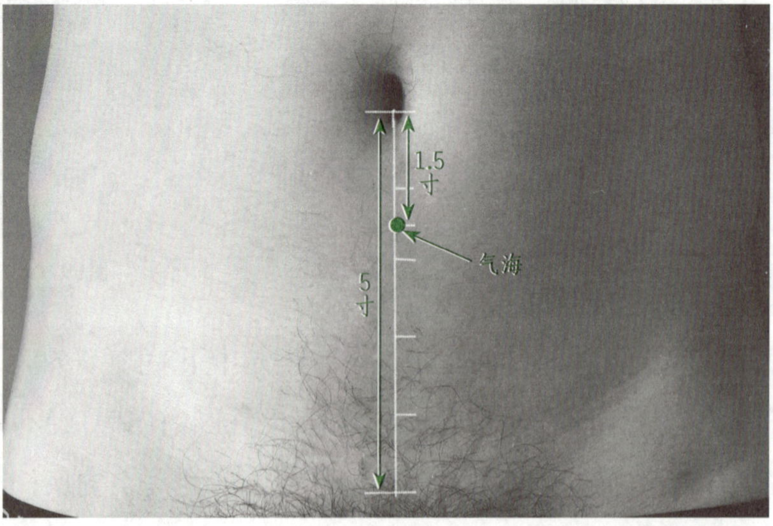


图61

**主治**　①腹痛，泄泻，便秘；②遗尿，遗精，阳痿；③闭经，痛经，崩漏，带下，阴挺；④虚劳羸瘦，中风脱证。

**操作**　直刺1～1.5寸。孕妇慎用。

### 62. 神阙　任脉腧穴

**定位**　在腹中部，脐中央（图62）。

**主治**　①腹痛，久泻，痢疾，脱肛；②虚脱；③水肿，小便不利。

**操作**　禁刺，宜灸。

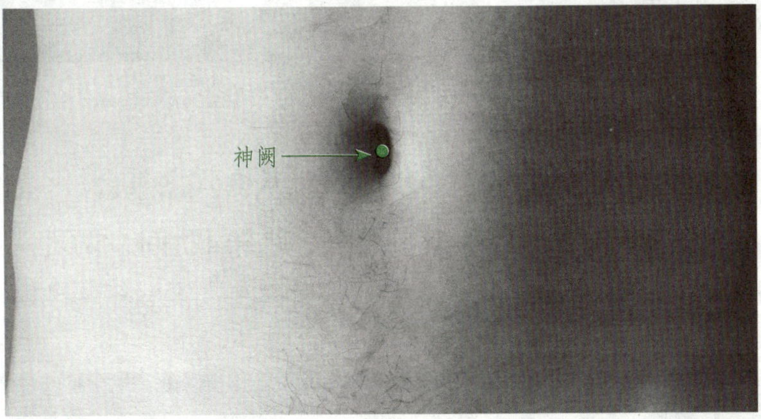


图62

### 63. 中脘　任脉腧穴、胃募穴、八会穴之腑会

**定位**　在上腹部，前正中线上，当脐中上4寸（图63）。

**主治**　①胃痛，呕吐，吞酸，腹胀，泄泻，黄疸；②癫痫，失眠；③痰多咳喘。

**操作**　直刺1.0～1.5寸。

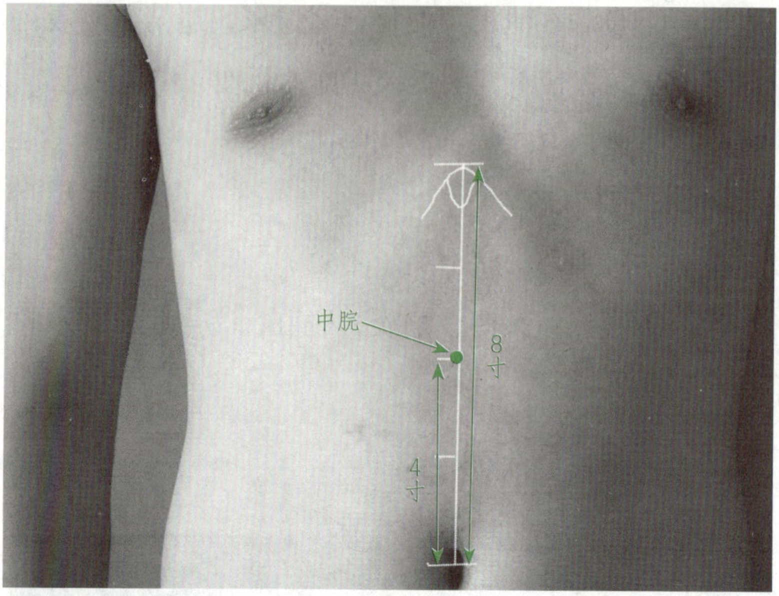


图63

## 64. 膻中　任脉腧穴、心包募穴、八会穴之气会

**定位**　在胸部，当前正中线上，平第4肋间，两乳头连线的中点（图64）。

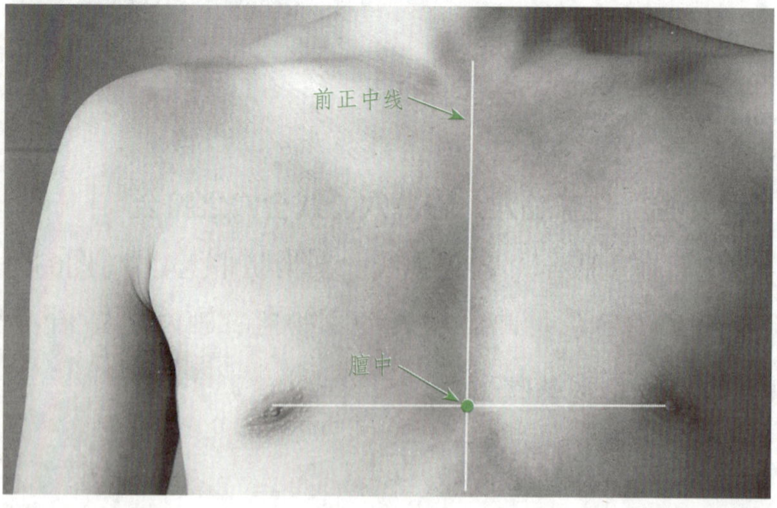


图64

**主治** ①胸闷，气短，胸痛，心悸，咳嗽，气喘；②乳汁少，乳痛；③呕逆，呕吐。

**操作** 直刺0.3～0.5寸，或平刺。

### 65. 四神聪 奇穴

**定位** 百会穴前后左右各1寸，共4穴（图65）。

**主治** 头痛、眩晕、失眠、健忘、癫痫等神志病证。

**操作** 平刺0.5～0.8寸。

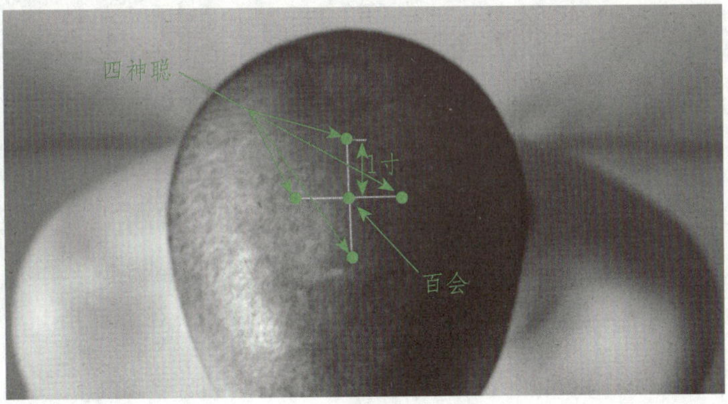


图65

### 66. 太阳 奇穴

**定位** 眉梢与目外眦之间，向后约1横指的凹陷处（图66）。

**主治** ①头痛；②目赤肿痛、暴发火眼、目翳等目疾；③口眼歪斜。

**操作** 直刺或斜刺0.3～0.5寸，或用三棱针点刺出血。

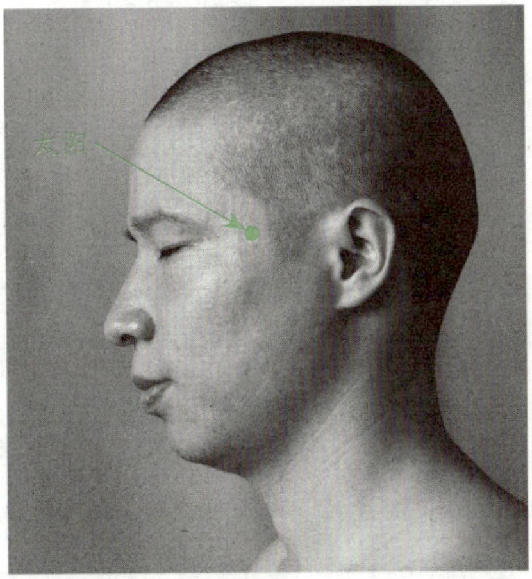


图66

## 67. 定喘 奇穴

**定位** 横平第7颈椎棘突下，后正中线旁开0.5寸（图67）。

**主治** ①哮喘、咳嗽等肺部病证；②落枕，肩背痛。

**操作** 直刺0.5 ~ 1寸。

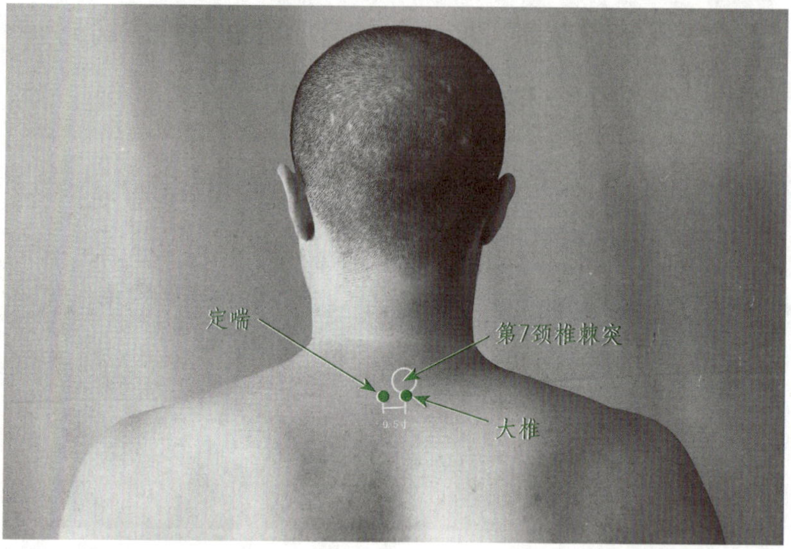


图67

## 68. 夹脊 奇穴

**定位** 第1胸椎至第5腰椎棘突下旁开0.5寸，一侧17个穴，左右共34穴（图68）。

**主治** 上胸部的穴位治疗心肺部及上肢病证；下胸部的穴位治疗胃肠部病证；腰部的穴位治疗腰腹及下肢病证。

**操作** 直刺0.3 ~ 0.5寸，或用梅花针叩刺。

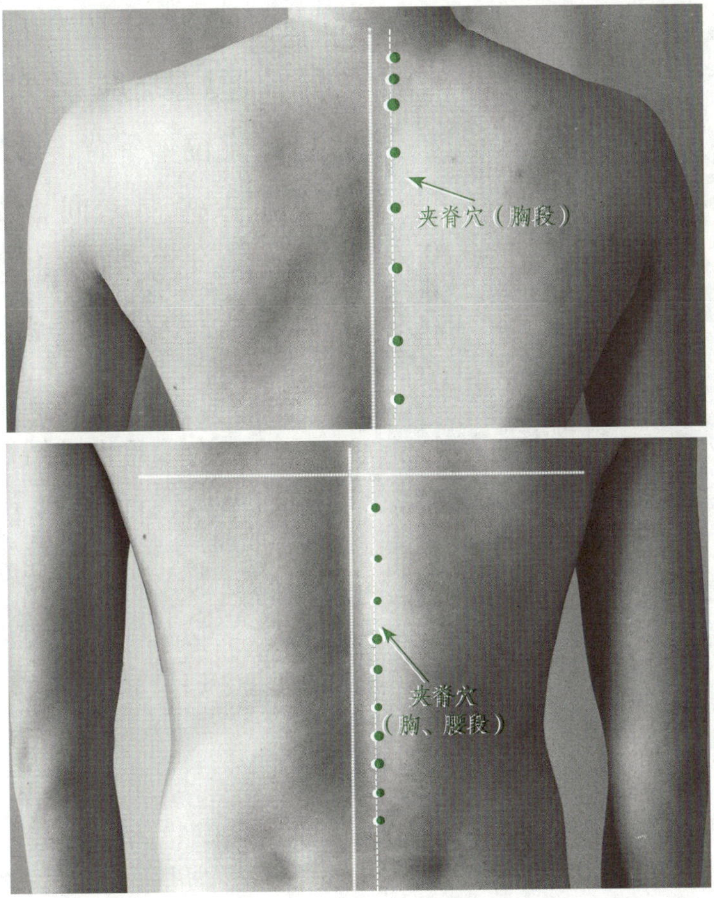


图68

## 69. 四缝　奇穴

**定位**　在第2至第5指掌侧，近端指关节的中央，一手4穴，左右共8穴（图69）。

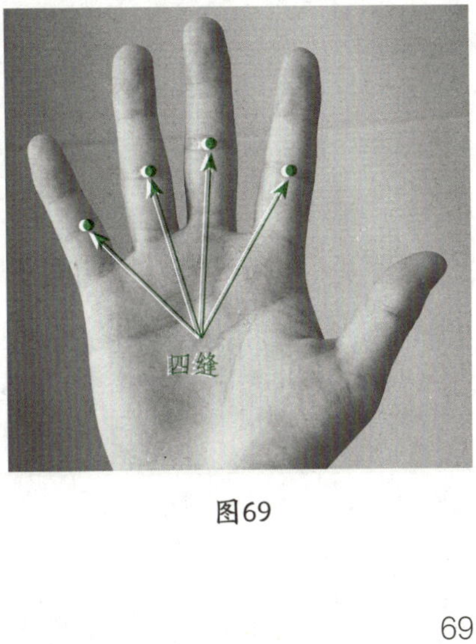


图69

**主治**　①小儿疳积；②百日咳。

**操作**　直刺0.1～0.2寸，或用三棱针挑破皮肤，挤出少量

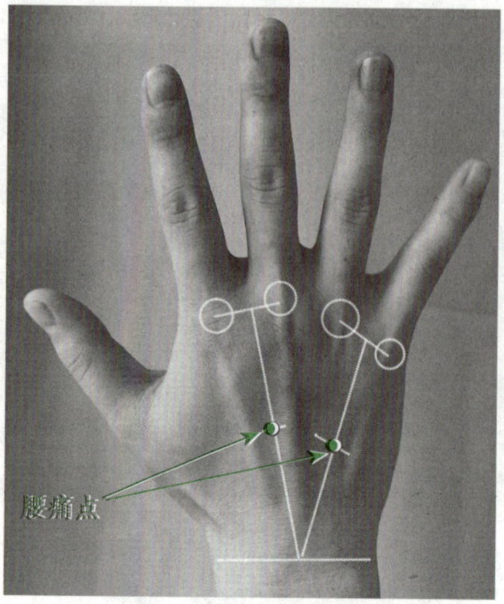


图70

黄白色透明样黏液或出血。

**70. 腰痛点 奇穴**

**定位** 手背，第2、3及第4、5掌骨之间，当腕横纹与掌指关节中点处，一手2穴，左右共4个穴位（图70）。

**主治** 急性腰扭伤。

**操作** 直刺0.3～0.5寸。

# 第二章

# 针刺疗法的技法操作

# 第一节 针刺操作前准备

## 一、针具的选择

《灵枢·官针》篇曰：“九针之宜，各有所为，长短大小，各有所施也。”故在选择毫针治疗疾病时，应根据患者的性别、年龄、形体肥瘦、体质强弱、病情虚实、病变部位深浅，以及腧穴所在的部位，选择长短、粗细适宜的针具。一般而言，男性患者、年轻、体壮、肥胖、病位较深、肌肉丰厚部位的腧穴，宜选择较粗、较长的毫针；反之，若女性患者、老幼、体弱、形瘦、病位较浅、肌肉浅薄部位的腧穴，宜选择较细、较短的毫针。所选毫针的针身应稍长于腧穴应该针至的深度，且有部分露于皮肤之外。总之，毫针的选择应适宜，否则，难以取得满意的治疗效果。

## 二、针刺前消毒

针刺前必须严格消毒灭菌，避免发生感染事故。针刺前的消毒范围包括：针具器械、医者的手指、患者施术部位、治疗室等。目前，临床上为避免交叉感染，提倡选用一次性消毒灭菌的针具。

1. 针具器械消毒。针具、器械的消毒方法很多，可根据具体情况选择下列方法，其中以高压蒸汽灭菌法为佳。

（1）高压蒸汽灭菌法：将毫针等针具用布包好，放在密闭的高压蒸汽锅内灭菌。一般在1～1.4kg/cm$^2$的压力、115℃～123℃的高温下，保持30分钟以上，可达到消毒灭菌的要求。

（2）药液浸泡消毒法：将针具放入75%乙醇内浸泡30～ 60分钟，取出用消毒巾或消毒棉球擦干后使用。直接和毫针相接触的针盘、针管、针盒、镊子等，用2%戊二醛溶液浸泡15～20分钟后，达到消毒目的时才能使用。经过消毒的毫针必须放在消毒过的针盘内，并用消毒布或消毒纱布遮盖好。

（3）煮沸消毒法：将毫针等器具用纱布包包裹后，放在盛有清水的消毒煮锅内，进行煮沸。一般在水沸后再煮15～20分钟，亦可达到消毒目的。

已消毒的毫针，应用时只能一针一穴。消毒毫针只能使用一次，不能重复使用。

2. 医者手指消毒。在针刺前，医者应先用肥皂水将手洗刷干净，待干再用75%乙醇棉球擦拭后，方可持针操作。持针施术时，医者应尽量避免手指直接接触针身，如某些刺法要触及针身时，必须用消毒干棉球作隔物，以确保针身无菌。

3. 针刺部位消毒。在患者需要针刺的穴位皮肤上用75%乙醇棉球擦拭消毒，或先用2%碘酊涂擦，稍干后，再用75%乙醇棉球擦拭脱碘，擦拭时应从腧穴部位的中心点向外绕圈消毒。当穴位皮肤消毒后，应注意保持洁净，切忌接触污物，以防重新污染。

4. 治疗室内消毒。针灸治疗室内的消毒，包括治疗床上的枕巾、床垫、毛毯等物品，要按时换洗晾晒，如能采用一人一用的消毒垫布、垫纸、枕巾更好。治疗室也应定期消毒净化，保持空气流通、环境卫生洁净。

## 三、体位选择

选择适宜的体位，对腧穴的正确定位及施术、保证疗效、防止针刺异常情况具有重要意义。一般情况下，采用卧位针刺，如病重体弱或精神紧张的病人，若体位选择不当，不仅难以确定腧穴的准确位置，而且患者难以较长时间保持原位，常会因移动体位而造成弯针、滞针、折针及其他事故。故临床上针灸体位的选择，应以既有利于腧穴的准确定位，又便于针灸操作和较长时间留针而患者不至于太过疲劳为原则，故临床上针刺时常选用以下六种体位：

1. 仰卧位适宜于取前身部（头、面、颈前部、胸腹、四肢前面）的腧穴。

2. 侧卧位适宜于取身体侧面（侧头、胁肋、侧腰、臀部、四肢侧面）的腧穴。

3. 俯卧位适宜于取后身部（头、后颈项、脊背、腰骶部、臀、下肢后侧）的腧穴。

4. 仰靠坐位适宜于取前头面、颈前部、胸部、四肢部位的腧穴。

5. 俯伏坐位适宜于取后头和项、背部的腧穴。

6. 侧伏坐位适宜于取侧头部、面颊及耳前后部位的腧穴。

# 第二节 进针方法

## 一、进针法

进针法是指将针刺入皮肤的操作方法。临床一般将医者持针施术的手，称之为刺手，刺手用来掌握针具，施行手法操作。将另外一只按压所刺部位，或辅助针身的手，称之为押手，押手用来固定腧穴，协助刺手进针，协助调节针感。临床上常用的进针方法有以下几种：单手进针法、双手进针法、管针进针法。

### 1. 单手进针法

单用刺手将针刺入穴位的方法。用右手拇、食指挟持针柄，中指指端靠近穴位，指腹抵住针身下端，当拇、食指向下用力时，中指随之屈曲，针尖迅速刺透皮肤，直刺至所要求的深度。

### 2. 双手进针法

（1）指切进针法：以左手拇指或食指或中指的爪甲切按在穴位旁，右手持针，紧靠指甲，将针刺入皮下，适用于短针的进针。

（2）挟持进针法：左手拇、食二指挟持消毒干棉球，挟住针身下端，露出针尖，将针尖固定于针刺穴位的皮肤表面，右手持针柄，使针身垂直，在右手指力下压时，左手拇、食两指同时用力，两手协同用插入法或捻入法将针刺入皮肤，适用于长针的进针。

（3）提捏进针法：左手拇指和食指将针刺部位的皮肤捏起，右手持针从捏起部的上端刺入，适用于皮肉浅薄部位的进针。

（4）舒张进针法：用左手拇、食两指将所刺腧穴部位的皮肤向两侧撑开绷紧，使针从拇、食二指的中间刺入，适用于皮肤松弛部位腧穴的进针。

### 3. 管针进针法

以针管替代押手进针的方法。临床上多用塑料制成的针管，进针时左手持针管，将针装入管内，针尖与针管下端齐平，置于应刺的腧穴上，针管上端露出针柄2～3分，用右手食指轻叩或弹击针尾，即可使针刺入皮下，然后退出针管。

以上各种进针方法在临床上应根据腧穴所在部位的解剖特点、针刺深浅和手法的要求灵活选用，以减轻患者的疼痛。

## 二、针刺的方向、角度和深度

掌握正确的针刺方向、角度和深度，是提高疗效、防止意外事故发生的重要环节。

### 1. 针刺的方向

指进针时针尖对准的某一方向或部位，一般根据经脉循行的方向、腧穴的部位特点和治疗的需要而定。

### 2. 针刺的角度

针身与所刺部位皮肤表面形成的最小夹角。有三种：

（1）直刺：针身与皮肤呈90°角，垂直刺入，适用于全身大部分的腧穴，尤其是肌肉丰厚的部位。

（2）斜刺：针身与皮肤呈45°角，倾斜刺入，适用于肌肉浅薄处或内有重要脏器处的腧穴，如胸背部的穴位，或为避开血管、骨骼、疤痕部位多用此法。

（3）横刺：又称平刺，或称沿皮刺，针身与皮肤呈15°角，横向刺入，适用于皮薄肉少的腧穴，如头部的穴位。

### 3. 针刺的深度

指针身刺入穴位内的深度，一般以既有针感又不伤及重要脏器为原则，针刺角度和深度的关系极为密切。一般说来，深刺多用直刺，浅刺多用斜刺或平刺。

# 第三节 行针手法

## 一、行针手法

行针又名运针，针刺入腧穴后，为了使之得气、调节针感和进行补泻而施行的各种针刺手法。在行针的过程中，我们会用到行针基本手法和行针辅助手法。

### 1. 基本手法

（1）提插法：是指将针刺入一定深度后，将针从浅层插入深层，再由深层提到浅层，如此反复上提下插。提插幅度以3～5分为宜，频率不宜过快。

（2）捻转法：将针刺入一定深度后，用拇指与食指、中指挟持针柄作一前一后、左右交替旋转捻动的动作，幅度一般在90°～180°左右，不能单向转动，否则针身较容易被肌纤维缠绕，引起局部疼痛，导致滞针。

以上两种基本手法，既可单独应用，也可相互配合运用。

### 2. 辅助手法

行针的辅助手法，是对基本手法的补充，是促进进针后得气或加强针感的操作方法。

（1）循法：针刺后如无针感，或得气不显著时，用手指沿针刺穴位所属经脉循行路线的上下左右轻柔循揉的方法。

（2）刮柄法：用指甲刮动针柄的方法，以拇指或食指抵住针尾，用拇指、食指或中指指甲从下向上刮动针柄。

（3）弹柄法：用手指轻弹针柄，使针体微微振动的方法。

（4）摇柄法：手持针柄，轻轻摇动。

（5）飞法：用拇、食指持针柄，细细捻搓，然后松开，一捻一放，反复数次，如飞鸟展翅之状。

（6）震颤法：手持针柄，用小幅度、快频率的提插捻转手法，使针身轻微振颤。

行针手法以提插、捻转为基本方法，根据不同情况选用辅助手法。

## 二、得气

当针刺入腧穴后，通过施用捻转提插等手法，使针刺部位产生特殊的感觉和反应，谓之得气，亦称为针感。得气可表现在两个方面，其中一方面是患者能感受到酸、麻、胀、重（热、凉）等感觉，或出现沿着一定的方向和部位传导和扩散的特殊感觉，甚至有时会出现局部肌肉跳动。另一方面是医者手下能体会到针下沉重紧涩感、如鱼吞钩饵等感觉。

得气与否与针刺疗效密切相关，得气与否直接影响治疗效果。一般来说，得气迅速时，疗效就好；得气较慢或不得气时，疗效就差。

# 第四节 补泻手法

针刺补泻是根据《灵枢·经脉》中“盛则泻之，虚则补之，热则疾之，寒则留之，陷下则灸之”这一针灸治病的基本理论，而确立两种不同的治疗原则。补法是能鼓舞人体正气，使低下的功能恢复正常的方法。泻法是能疏泻病邪，使亢进的功能恢复正常的方法。常用的针刺补泻手法有以下三种。

## 一、捻转补泻

### 1. 捻转补法

指针下得气后，捻转角度小，用力轻，频率慢，操作时间短者为补法；拇指捻转时，补法须以拇指向前，食指向后，左转为主。

### 2. 捻转泻法

捻转角度大，用力重，频率快，操作时间长者为泻法。泻法须以拇指向后，食指向前，右转为主。

## 二、提插补泻

### 1. 提插补法

针下得气后，先浅后深，重插轻提，提插幅度小，频率慢，操作时间短者为补法。

### 2. 提插泻法

先深后浅，轻插重提，提插幅度大，频率快，操作时间长者为泻法。总之，补法的刺激偏轻，泻法的刺激偏重。

## 三、平补平泻

平补平泻：“平”，即“均”的意思。也就是说对于虚实不太显著或虚实兼有的病症，得气后可施用均匀地提插捻转手法即为平补平泻。

# 第五节 出针方法及注意事项

## 一、出针

出针，又称起针、退针，在施行针刺手法或留针达到预定针刺目的和治疗要求后，即可出针。

出针的方法，一般以左手拇、食指两指持消毒干棉球轻轻按压于针刺部位，右手持针做轻微的小幅度捻转，并随势将针缓慢提至皮下（不可单手用力过猛），静留片刻，然后出针。出针时，依补泻的不同要求，分别采取“疾出”或“徐出”以及“疾按针孔”或“摇大针孔”的方法出针。当针退出后，要仔细查看针孔是否出血，询问针刺部位有无不适感，检查核对针数有否遗漏，还应注意有无晕针延迟反应现象。

## 二、针刺的注意事项

在针刺治疗时，还应注意以下几个方面：

1. 患者在过于饥饿、疲劳、精神过度紧张时，不宜立即进行针刺。对身体瘦弱、气虚血亏的患者，进行针刺时手法不宜过强，并应尽量选用卧位。

2. 怀孕3个月者，不宜针刺小腹部的腧穴。怀孕3个月以上者，腹部和腰骶部腧穴也不宜针刺。至于三阴交、合谷、昆仑、至阴等一些具有通经活血功能的腧穴，在怀孕期应禁行针刺。妇女行经时，若非为了调经，亦不应针刺。

3. 小儿囟门未合时，头顶部的腧穴不宜针刺。

4. 常有自发性出血或损伤后出血不止的患者，不宜针刺。

5. 皮肤有感染、溃疡、创伤、瘢痕或肿瘤的部位，不宜针刺。

6. 对胸、胁、腰、背等脏腑所居之处的腧穴，不宜直刺、深刺。肝、脾肿大，肺气肿患者尤应注意。

7. 针刺眼区和项部的风府、风池、哑门等穴以及脊椎部的腧穴，要注意掌握针刺角度问题，不宜大幅度的提插、捻转和长时间的留针，以免伤及重要组织器官，产生严重的不良后果。

8. 对尿潴留等患者在针刺小腹部的腧穴时，也应掌握适当的针刺方向、角度、深度等，以免误伤膀胱等器官。

# 第三章

# 针刺疗法的临床运用

# 第一节 感冒的针灸治疗

感冒又称“伤风”，是常见的呼吸道疾病，以鼻塞、流涕、恶寒发热、头晕、头痛、全身不适等为主要症状，四季均可发病，以秋冬季多发。

视频3-1

感冒是感受风邪所致，与人体的体质关系密切。常因起居失常、冷暖不调、涉水淋浴、过度劳累等诱发。秋冬多风寒，春夏多风热，长夏多暑湿。本病病位在肺卫，病机为卫表失和，肺失宣肃。临床常见证型可分为风寒证、风热证和暑湿证。感冒的针灸治疗方法见视频3-1。

## 一、辨证分型

**风寒证** 鼻塞，流清涕，咳嗽，痰液清稀，咽喉微痒，喷嚏，恶寒重，发热轻，无汗，头痛，肢体酸重，口不渴或渴喜热饮，舌苔薄白，脉浮或浮紧。

**风热证** 鼻塞而干，少涕或流浓涕，咳嗽声重，咯痰色黄而黏，咽喉肿痛，恶寒轻，发热重，有汗热不解，头痛或昏胀，面红目赤，口干渴喜冷饮，尿黄、便干，舌苔薄黄，脉浮数。

**暑湿证**　咳声重浊不扬，咯吐白色黏痰，身热不扬，汗出不畅，肢体酸重，头昏重胀，胸脘痞闷，纳呆，腹胀，大便溏泄，尿少、色黄，舌苔白腻或黄腻，脉濡。

## 二、针灸治疗方案

**风寒证**

取穴：大椎、风门、肺俞

操作：大椎、风门、肺俞进针后均用平补平泻法，留针30分钟，每日1次，中病即止。

**风热证**

取穴：大椎、尺泽、曲池

操作：大椎、尺泽、曲池浅刺进针，捻转泻法，得气后留针30分钟，一般不用灸法，每日1次，中病即止。

**暑湿证**

取穴：大椎、中脘、足三里

操作：大椎、中脘、足三里浅刺进针，捻转泻法，得气后留针30分钟，一般不用灸法，每日1次，中病即止。

## 三、专家评述

1. 本病用针灸治疗效果较好，但若出现高热持续不退、咳嗽加剧、咯吐血痰时，应尽快采取综合措施治疗。

2. 注意保持居室内空气流通，少去公共场所，及时加减衣物。

3. 发病期间饮食宜清淡，忌荤腥油腻、辛辣刺激性食物。

# 第二节　过敏性鼻炎的针灸治疗

过敏性鼻炎是由多种特异性过敏原引起的鼻黏膜变态反应性疾病，以突然和反复发作的鼻痒、打喷嚏、鼻塞、流鼻涕等为主要特征的鼻病。呈季节性、阵发性发作，也可常年发作。

本病的发作与正气不足、外邪侵袭有关，既可以由急性鼻炎迁延不愈而来，也可以是灰尘或化学物质长期刺激所导致。临床常见证型有肺气虚寒证、脾气虚弱证、肾阳亏虚证、肺肾阴虚证。过敏性鼻炎的针灸治疗方案见视频3-2。

视频3-2

## 一、辨证分型

**肺气虚寒证**　遇风冷易发，气短懒言，语声低怯，自汗，面色苍白，或咳喘无力。舌质淡，苔薄白，脉虚弱。

**脾气虚弱证**　患病日久，鼻塞鼻胀较重，面色萎黄，四肢倦怠，食少纳呆，大便或溏。舌淡胖，边有齿痕，苔薄白，脉弱无力。

**肾阳亏虚证**　病久体弱，早晚较甚，神疲倦怠，面色苍白，形寒肢冷，小便清长，夜尿频多。舌质淡，苔白，脉沉细无力。

**肺肾阴虚证** 多见禀赋不足，劳倦过度，或见咳嗽、咽痒，多梦少寐，口干烦热。舌红，少苔，脉细数。

## 二、针灸治疗方案

**肺气虚寒证**

取穴：迎香、印堂、肺俞、气海

操作：迎香穴斜向上刺，印堂向下沿皮直刺向鼻根部，肺俞和气海常规针刺，平补平泻，得气后上艾炷，行温针灸，留针30分钟左右，每日1次，7次为1疗程。

**脾气虚弱证**

取穴：迎香、印堂、脾俞、胃俞

操作：迎香穴斜向上刺，印堂向下沿皮直刺向鼻根部，脾俞和胃俞常规针刺，平补平泻，得气后上艾炷，行温针灸，留针30分钟左右，每日1次，7次为1疗程。

**肾阳亏虚证**

取穴：印堂、足三里、肾俞、命门

操作：印堂向下沿皮直刺向鼻根部，足三里、肾俞、命门常规针刺，平补平泻，得气后上艾炷，行温针灸，留针30分钟左右，每日1次，7次为1疗程。

**肺肾阴虚证**

取穴：印堂、风门、太溪、三阴交

操作：印堂向下沿皮直刺向鼻根部，风门、太溪、三阴交常规针刺，平补平泻，得气后上艾炷，行温针灸，留针30分钟左右，每日1次，7次为1疗程。

## 三、专家评述

1. 急性期应当注意适当休息，多吃营养丰富且易消化的食物，多饮热水，保持大便通畅。

2. 查找过敏原，避免接触。

3. 经常锻炼身体，适当户外运动，增强抵抗力。

## 第三节 慢性支气管炎的针灸治疗

慢性支气管炎是气管、支气管黏膜及周围组织的慢性非特异性炎症。临床以咳嗽、咳痰为主要症状，每年发病持续3个月，连续2年或2年以上，是临床上常见的呼吸系统疾病。若不及时治疗，该病可逐步发展为肺源性心脏病、肺动脉高血压、慢性阻塞性肺气肿等，严重影响老年患者的身体健康和生活满意度。

该病病因尚不完全清楚，可能是多种因素长期相互作用的结果。如有害气体和有害颗粒、感染因素、气候寒冷、过敏。临床分为单纯型和喘息型。单纯型可出现咳嗽、咳痰两项症状；喘息型可出现喘息或哮喘样发作，不断进展会并发肺气肿、肺心病、呼吸衰竭，甚至危及生命。故主张及时就诊，早期彻底治疗，控制感染，祛痰排痰，镇咳平喘。临床常见证型为寒饮伏肺证、痰湿阻肺证、痰热蕴肺证、气郁犯肺证、肺气虚证和肺阴虚证。慢性支气管炎的针灸治疗见视频3-3。

视频3-3

## 一、辨证分型

**寒饮伏肺证**　久咳不止，痰稀薄、白黏或呈泡沫状，量较多，秋冬加重，兼见形寒肢冷、气喘痰鸣、胸膈满闷、身重困倦等症。

**痰湿阻肺证**　咳嗽痰多，稀薄、白黏易咳出，一般病史较长，常反复发作，可伴有咳声重浊、气喘、头身沉重、神疲乏力、脘腹胀满、食少便溏等症状。

**痰热蕴肺证**　咳嗽，痰黏腻、黄稠或呈脓性痰液，咳出不爽，有咳嗽、咳痰史患者易继发感染而急性发作，可伴有发热气粗或喘憋、喉中痰鸣、痰量较多、咽干喉痛、口渴呕恶等症状。

**气郁犯肺证**　咳嗽痰少，质黏而不易咳出，胸胁胀闷或疼痛，心情抑郁，可伴有口苦咽干、头晕目赤、心烦易怒、失眠健忘等症状。

**肺气虚证**　久嗽不止，咳声低弱，痰白稀或黏稠，气短喘促，动则加重，可伴有面色㿠白、言语无力、懒言、神疲体倦、自汗怕风、食少纳呆等症状。

**肺阴虚证**　干咳无痰，或痰少而稠，或痰中带血丝，口燥咽干，可伴有午后潮热、颧红面赤、手足心热、形体消瘦、失眠盗汗、声音嘶哑、咳声短促等症状。

## 二、针灸治疗方案

### 寒饮伏肺证

取穴：肺俞、天突、丰隆、足三里

操作：天突先直刺0.2～0.3寸，然后将针尖向下，紧靠胸骨柄后方刺入0.8～1寸，要严格掌握针刺角度和深度，以防刺伤肺脏和血管；肺俞向内斜刺0.5～0.8寸，用捻转补法，局部产生酸胀感，可配合温针灸；随即针刺足三里、丰隆，足三里用提插或捻转补法，以针刺局部微微发热为佳，丰隆提插或捻转行针以得气，局部产生强烈胀痛感或放电感后，可配合温针灸。一般留针30分钟。

### 痰湿阻肺证

取穴：天突、脾俞、肺俞、丰隆

操作：天突先直刺0.2～0.3寸，然后将针尖向下，紧靠胸骨柄后方刺入0.8～1寸，要严格掌握针刺角度和深度，以防刺伤肺脏和血管；脾俞、肺俞向内斜刺0.5～0.8寸，用捻转补法，局部产生酸胀感即可；丰隆提插或捻转行针以得气，局部产生强烈胀痛感或放电感后，可配合温针灸，一般留针30分钟。

### 痰热蕴肺证

取穴：天突、中府、内庭、丰隆

操作：天突先直刺0.2～0.3寸，然后将针尖向下，紧靠胸骨柄后方刺入0.8～1寸，要严格掌握针刺角度和深度，以防刺伤肺脏和血管；中府向外斜刺或平刺0.5～0.8寸，不可向内向下深刺，以免刺伤肺脏，引起气胸；内庭用捻转泻法；丰隆提插或捻转行针以得气，局部产生强烈胀痛感或放电感为佳，一般留针30分钟左右。

### 气郁犯肺证

取穴：天突、中府、膻中、太冲

操作：天突先直刺0.2～0.3寸，然后将针尖向下，紧靠胸骨柄后方刺入0.8～1寸，要严格掌握针刺角度和深度，以防刺伤肺脏和血管；中府向外斜刺或平刺0.5～0.8寸，不可向内向下深刺，以免刺伤肺脏，引起气胸；膻中浅刺入皮，随后用刮法催气，持续5分钟，局部产生舒适感；太冲用提插或捻转泻法，局部产生酸胀感。一般留针30分钟。

### 肺气虚证

取穴：肺俞、肾俞、膻中、气海

操作：肺俞、肾俞向内斜刺0.5～0.8寸，用捻转补法，局部产生酸胀感，可配合温针灸；膻中浅刺入皮，随后用刮法催气，持续5分钟，局部产生舒适感；气海用提插或捻转补法，可配合温针灸。一般留针30分钟。

### 肺阴虚证

取穴：肺俞、肾俞、膏肓、太溪

操作：肺俞、肾俞向内斜刺0.5～0.8寸，用捻转补法，局部产生酸胀感，可配合温针灸；膏肓一般采用温和灸，将艾条的一端点燃，对准应灸的腧穴，距离皮肤2～3cm处进行熏烤，使患者局部有温热感而无灼痛为宜，至皮肤红晕为度，一般灸15～30分钟；太溪用斜刺提插，捻转得气后留针。一般留针30

分钟。

## 三、专家评述

1. 慢性支气管炎主张“早发现，早治疗”，若患者出现喘息或哮喘样发作，应采取综合治疗措施。

2. 注意饮食，治疗期间以吃流食清淡食物为佳，避免进食刺激性食物如辛辣食品、浓茶、咖啡等，戒烟酒。

3. 注意保暖，不断加强体育锻炼，可增进抗寒能力，防止或减少急性发作。

4. 雾霾天或者空气质量差的时候，要戴口罩出门。

## 第四节　失眠的针灸治疗

失眠是以经常不能获得正常睡眠为特征的一类病证，主要表现为睡眠时间、深度的不足，轻者入睡困难，或寐而不酣，时寐时醒，或醒后不能再寐，重则彻夜不寐，常影响人们的正常工作、生活、学习和健康，其发生常与饮食不节、情志失常、劳逸失调、病后体虚等因素有关。失眠的病位在心，与肝、脾、肾、胆、胃等脏腑密切相关。基本病机是心神失养或心神被扰，心神不宁，或阴、阳跷脉功能失衡，阳盛阴衰，阴阳失交。本病多见于西医学的神经衰弱、围绝经期综合征、焦虑症、抑郁症、贫血等多种疾病。

失眠按病因可划分为原发性失眠和继发性失眠。原发性失眠通常缺少明确病因，或在排除可能引起失眠的病因后仍遗留失眠症状，主要包括心理生理性失眠、特发性失眠和主观性失眠3种类型；继发性失眠包括由于躯体疾病、精神障碍、药物滥用等引起的失眠，以及与睡眠呼吸紊乱、睡眠运动障碍等相关的失眠，临床常见证型为肝火扰心证、痰热扰心证、心脾两虚证、心肾不交证和心胆气虚证。失眠的针灸治疗方法见视频3–4。

视频3–4

## 一、辨证分型

**肝火扰心证** 不寐多梦，甚则彻夜不眠，急躁易怒，伴头晕头胀，目赤耳鸣，口干而苦，不思饮食，便秘溲赤，舌红苔黄，脉弦而数。

**痰热扰心证** 心烦不寐，胸闷脘痞，泛恶嗳气，伴口苦，头重，目眩，舌偏红，苔黄腻，脉滑数。

**心脾两虚证** 不易入睡，多梦易醒，心悸健忘，神疲食少，伴头晕目眩，四肢倦怠，腹胀便溏，面色少华，舌淡苔薄，脉细无力。

**心肾不交证** 心烦不寐，入睡困难，心悸多梦，伴头晕耳鸣，腰膝酸软，潮热盗汗，五心烦热，咽干少津，男子遗精，女子月经不调，舌红少苔，脉细数。

**心胆气虚证** 虚烦不寐，触事易惊，终日惕惕，胆怯心悸，伴气短自汗，倦怠乏力，舌淡，脉弦细。

## 二、针灸治疗方案

**肝火扰心证**

取穴：百会、神门、太冲、行间

操作：先刺百会，用捻转补法，得气后留针；神门用捻转补法，操作5分钟，以针感向上传导为佳，同时配合呼吸，宁心静气；太冲、行间用泻法，无须针刺太深，一般留针30分钟。

**痰热扰心证**

取穴：申脉、照海、内庭、丰隆

操作：先刺申脉与照海，提插或捻转行针以得气，局部产生胀痛感或放电感后，泻申脉，补照海；随后针刺内庭，用捻转泻法；丰隆提插或捻转行针得气，局部产生胀痛感或放电感后留针，一般留针30分钟。

**心脾两虚证**

取穴：百会、安眠、心俞、脾俞

操作：先刺百会，用捻转补法，得气后留针；随后针刺安眠，行捻转手法以得气；心俞、脾俞向内斜刺0.5～0.8寸，用捻转补法。一般留针30分钟，每日1次，7次为1疗程。

**心肾不交证**

取穴：心俞、肾俞、申脉、照海

操作：先刺申脉与照海，提插或捻转行针以得气，局部产生胀痛感或放电感后，泻申脉，补照海；心俞、肾俞向内斜刺0.5～0.8寸，用捻转补法，局部产生酸胀感。一般留针30分钟，每日1次，7次为1疗程。

**心胆气虚证**

取穴：心俞、胆俞、神门、百会

操作：先刺百会，用捻转补法，得气后留针；神门用捻转补法，操作5分钟，以针感向上传导为佳；心俞、胆俞向内斜刺0.5～0.8寸，用捻转补法，可配合温针灸。一般留针30分钟，每日1次，7次为1疗程。

## 三、专家评述

1. 针灸治疗失眠有较好的疗效，尤其是在下午或晚上治疗，效果更佳。若在每次治疗前配合梅花针叩打头部诸经，可提高疗效。

2. 针灸治疗本病时，应指导患者养成良好的睡眠习惯，让患者认识导致失眠的原因，以减轻心理压力；并让患者放松情绪，减轻焦虑，尽量减少对失眠的关注，避免精神刺激。

3. 治疗前应做相关检查，明确病因，积极治疗原发病。

# 第五节 偏头痛的针灸治疗

偏头痛是临床最常见的原发性头痛类型，临床以发作性中重度、搏动样头痛为主要表现，头痛多为偏侧，一般持续4～72小时，可伴有恶心、呕吐，光、声刺激或日常活动均可加重头痛，安静环境、休息可缓解头痛。偏头痛的病因尚不明确，可能与下列因素有关：遗传因素，内分泌和代谢因素以及饮食与精神因素，发病机制目前尚不十分清楚，主要是血管学说，即传统血管学说认为偏头痛是原发性血管疾病。中医学中偏头痛的发生常与外感风邪，以及饮食不节、体虚久病等因素有关。基本病机是气血失和，经络不通或脑络失养。临床证型分为瘀阻脑络证、风客脑络证、肝阳上亢证、痰浊上蒙证和气血两虚证。偏头痛的针灸治疗方法见视频3–5。

视频3–5

## 一、辨证分型

**瘀阻脑络证** 偏头痛偏于头部一侧，痛如锥刺，痛处固定，日轻夜重，病程较长，反复发作，经久不愈，健忘心悸，妇女有月经失调，舌质紫暗，脉弦涩。

**风客脑络证** 偏头痛偏于头部一侧或全头痛，疼痛因风寒而诱发，呈跳痛或掣痛，舌淡红苔薄白，脉弦而紧。

**肝阳上亢证** 偏头痛偏于头部一侧，呈胀痛或抽掣痛，痛时面红耳鸣，心烦易怒，舌红少苔，脉弦细而数。

**痰浊上蒙证** 偏头痛偏于头部一侧，沉重而昏蒙，胸脘满闷，呕恶纳呆，吐痰涎，舌苔白腻，脉弦滑。

**气血两虚证** 偏头痛偏于头部一侧，痛而乏力，遇劳加剧，汗出气短，畏风怕冷；疼痛伴头晕，心悸不宁，面色少华，神疲，舌淡苔白，脉细弱。

## 二、针灸治疗方案

**瘀阻脑络证**

取穴：太阳、率谷、血海、膈俞

操作：太阳、率谷浅刺进针行捻转泻法，血海直刺进针后行泻法，膈俞点刺放血并加拔火罐。留针30分钟，每日1次，10次为1疗程。

**风客脑络证**

取穴：风池、太阳、外关、列缺

操作：风池向下颌方向针刺，太阳浅刺进针，外关、列缺常规针刺，平补平泻。留针30分钟，每日1次，10次为1疗程。

**肝阳上亢证**

取穴：百会、头维、太冲、行间

操作：百会、头维浅刺进针行捻转泻法，太冲、行间避开动脉针刺，行泻法。留针30分钟，每日1次，10次为1疗程。

**痰浊上蒙证**

取穴：太阳、丰隆、中脘

操作：太阳浅刺进针行捻转泻法，丰隆、中脘常规针刺行泻法，局部产生酸胀感。得气后留针30分钟，每日1次，10次为1疗程。

**气血两虚证**

取穴：百会、气海、足三里

操作：百会平刺进针行补法，气海、足三里常规针刺平补平泻，得气后上艾炷，温针灸。留针30分钟，每日1次，10次为1疗程。

## 三、专家评述

1. 针灸对偏头痛有显著疗效，对继发性头痛可改善症状。头痛原因复杂，要明确诊断，对于多次治疗无效，或头痛继续加重者，要考虑某些颅脑病变，查明原因，采取综合措施。

2. 患者在治疗期间，应禁烟酒，适当参加体育锻炼，避免过劳和精神刺激，注意休息。

3. 针刺可以调节神经系统的功能，激活体内内源性镇痛调制系统，起到镇痛作用。针刺也可以使迷走神经兴奋性提高，血液中乙酰胆碱含量增多，儿茶酚胺含量减少，使血管扩张，从而降低血压，缓解因血压偏高而诱发的头痛。

# 第六节 神经性耳鸣耳聋的针灸治疗

耳鸣是以耳内鸣响、如蝉如潮，妨碍听觉为主症；耳聋是以听力不同程度减退或失听为主症，轻者为“重听”。神经性耳鸣耳聋是指患者会在没有任何干扰情况下听见犹如蝉鸣或潮声等异常声音，其声音有时细有时暴，安静时更甚，且患者多伴有头晕、听力下降等症状，严重影响人们的生活及工作。耳鸣、耳聋的发生常与外感风邪、情志失畅、久病、年老体弱等因素有关。本病病位在耳，肾开窍于耳，少阳经入于耳中，故本病与肝、胆、肾关系密切。实证多因外感风邪壅遏清窍或肝胆郁火循经上扰清窍；虚证多因肾精亏虚，耳窍失养。基本病机是邪扰耳窍或耳窍失养。临床证型分为外感风邪证、肝胆火盛证和肾精亏虚证。神经性耳鸣耳聋的针灸治疗方法见视频3-6。

视频3-6

## 一、辨证分型

**外感风邪证** 开始多有感冒症状，继之猝然耳鸣、耳聋、耳闷胀，伴头痛恶风，发热口干。舌红，苔薄白或薄黄，脉浮数。

**肝胆火盛证**　耳鸣、耳聋于郁怒之后突发或加重，兼有耳胀，伴头痛或眩晕，口苦咽干，心烦易怒，大便秘结。舌红，苔黄，脉弦数。

**肾精亏虚证**　久病耳聋或耳鸣时作时止，声细调低，按之鸣声减弱，劳累后加剧，伴头晕、腰酸、遗精。舌红，苔少，脉细。

## 二、针灸治疗方案

### 外感风邪证

取穴：听会、翳风、外关、合谷

操作：听会微张口直刺平补平泻法，针感向耳周传导为佳，翳风、外关、合谷常规针刺平补平泻。留针30分钟，每日1次，10次为1疗程。

### 肝胆火盛证

取穴：听会、侠溪、太冲、行间

操作：听会微张口直刺平补平泻法，针感向耳周传导为佳，侠溪常规针刺泻法，太冲、行间避开动脉针刺泻法。留针30分钟，每日1次，10次为1疗程。

### 肾精亏虚证

取穴：太溪、肾俞、听宫、翳风

操作：太溪直刺补法，肾俞常规针刺，得气后上艾炷，温针灸，听宫微张口直刺，听宫、翳风的针感宜向耳底或耳周传导为佳。留针30分钟，每日1次，10次为1疗程。

## 三、专家评述

1. 针灸治疗神经性耳鸣耳聋有一定的疗效，但对于鼓膜损伤、听力完全丧失者难以取效。

2. 治疗期间避免劳倦，节制房事，调整情绪，避免使用耳毒性药物。

# 第七节 落枕的针灸治疗

落枕是颈部突然发生疼痛、活动受限的一种病症，主要是指急性单纯性颈项强痛。属颈部伤筋范畴，又称“失枕”“失颈”。

落枕发生常与睡眠姿势不正、枕头高低不适、颈部负重过度、寒邪侵袭颈背部等因素有关，从而导致颈项部经脉受损，筋络拘急，气血阻滞不通。本病病位在颈项部经筋，与督脉、手足太阳和足少阳经密切相关，临床分型为督脉、太阳经证和少阳经证。落枕的针灸治疗方法见视频3–7。

视频3–7

## 一、辨证分型

**督脉、太阳经证** 项背部强痛，低头时加重，项背部压痛明显。

**少阳经证** 颈肩部疼痛，头部歪向患侧，肩颈部压痛明显。

## 二、针灸治疗方案

**督脉、太阳经证**

取穴：天柱、大椎、申脉

操作：天柱、大椎、申脉都用泻法。先针刺远端申脉，持续捻转，嘱患者慢慢活动颈部，一般疼痛可以立即缓解，再针刺局部的天柱、大椎。

**少阳经证**

取穴：悬钟、风池、肩井

操作：悬钟、风池、肩井都用泻法。先针刺远端悬钟、肩井，持续捻转，嘱患者慢慢活动颈部，一般疼痛可立即缓解，再针刺局部的风池。

## 三、专家评述

1. 颈部受寒刺激会使肌肉血管痉挛，加重颈部板滞、疼痛。早晨出门时，可以围上围巾或披肩不让颈部受凉；夏天吹空调时，避免冷气直吹颈部。

2. 睡枕的高低软硬对颈椎有直接影响，最佳的睡枕应该能支撑颈椎的生理曲线，并保持颈椎的平直。枕头要弹性稳定，可用海绵枕、乳胶枕、喜欢仰卧，枕头高度应为8cm左右；喜欢侧卧，高度为10cm左右，具体视个人体型而定。

3. 正确睡姿应顺应颈椎的生理弯曲，建议采取仰卧睡姿。正确睡姿可以减轻颈部负担，使颈部肌肉处于放松状态，避免出现肌肉过度拉伸、痉挛的症状。

# 第八节　肩周炎的针灸治疗

肩周炎是以肩部疼痛，活动受限为主症的疾病。因本病多发于50岁左右的成人，故俗称“五十肩”。后期常出现肩关节的粘连，活动受限明显，又称“肩凝症”“冻结肩”等。

肩周炎常与体虚、劳损及风寒侵袭肩部等因素有关。本病病位在肩部筋肉，与手三阳、手太阴经密切相关。基本病机是肩部经络不通或筋肉失于气血温煦和濡养。无论是感受风寒、气血闭阻、劳作过度或外伤损及筋脉，还是老年气血不足，筋骨失养，皆可导致本病。临床分型可分为手阳明经证、手少阳经证、手太阳经证、手太阴经证，肩周炎的针灸治疗方法见视频3–8。

视频 3–8

## 一、辨证分型

**手阳明经证**　疼痛以肩前外部为主且压痛明显，肩髃穴处疼痛或压痛明显，外展疼痛加重。

**手少阳经证**　疼痛以肩外侧部为主且压痛明显，肩髎穴处疼痛或压痛明显，外展疼痛加重。

**手太阳经证**　疼痛以肩后部为主且压痛明显，肩贞、臑俞穴处疼痛或压痛明显，肩内收疼痛加重。

**手太阴经证**　疼痛以肩前部为主且压痛明显，中府穴处疼痛或压痛明显，后伸疼痛加重。

## 二、针灸治疗方案

**手阳明经证**

取穴：肩髃、合谷

操作：肩髃、合谷毫针泻法。先刺合谷，持续捻转，嘱患者慢慢活动肩关节，待疼痛缓解后，再针刺肩髃。

**手少阳经证**

取穴：肩髎、外关

操作：肩髎、外关毫针泻法。先刺外关，持续捻转，嘱患者慢慢活动肩关节，待疼痛缓解后，再针刺肩髎。

**手太阳经证**

取穴：肩贞、臑俞、后溪

操作：臑俞、后溪毫针泻法。先刺臑俞、后溪，持续捻转，嘱患者慢慢活动肩关节，待疼痛缓解后，再针刺肩贞。

**手太阴经证**

取穴：中府、列缺

操作：中府、列缺毫针泻法。持续捻转，嘱患者慢慢活动肩关节，使肩部缓解为度。

## 三、专家评述

1. 肩周炎要注意肩关节局部的保暖，加强功能锻炼。

2. 不要吃生冷寒凉的食物，如冻汽水、冻西瓜、雪糕等，也不要吃辛辣、油腻的食物，如辣椒、油条、油炸食品等。

3. 不能过量运动，平时要注意肩部的劳逸结合，在不会引起肩部疼痛的前提下，每天都应当坚持进行肩周运动，比如尽可能地伸手摸高，两手放后背勾手指等。

# 第九节 肱骨外上髁炎的针灸治疗

肱骨外上髁炎又称网球肘，是由于肘、腕关节的频繁活动，长期劳累，使腕伸肌的起点反复受到牵拉刺激，引起部分撕裂和慢性炎症改变，以肘关节外侧酸痛，活动痛，手不能用力握物为主要临床特征。

该疾病多因前臂伸肌肌腱在抓握东西（如网球拍）时收缩、紧张，过多使用这些肌肉会造成这些肌肉起点的肌腱变性、退化和撕裂。

一般在肱骨外上髁处有局限性压痛点，有时压痛可向下发散，甚至在伸肌腱上也有轻度压痛及活动痛。局部无红肿，肘关节伸屈不受影响，但前臂旋转活动时可疼痛。严重者伸指、伸腕或执筷动作时即可引起疼痛，有少数患者在阴雨天时自觉疼痛加重。

中医病名为肘劳，属中医学“伤筋”“痹症”范畴。多因前臂旋转和屈伸肘腕关节用力不当所致，可见于木工、钳工、水电工、矿工及网球运动员等。其发生常与慢性劳损有关，前臂长期反复做拧、拉、旋转等动作时，可使肘部的经筋产生慢性损伤。本病病位在肘部三阳经筋。基本病

视频3-9

机是筋脉不通，气血痹阻，肱骨外上髁炎的针灸治疗方法见视频3–9。

## 一、辨证分型

主症：重要关节活动时疼痛，有时可向前臂、腕部和上臂放射，局部肿胀不明显，肘关节外上方（肱骨外上髁周围）有明显的固定压痛点，为手阳明经筋证，肘关节活动不受限。

## 二、针灸治疗方案

取穴：阿是穴、肘髎、合谷

操作：在局部阿是穴采用多向透刺，或做多针齐刺，肘髎、合谷常规针刺，行平补平泻法，得气后留针30分钟。

## 三、专家评述

1. 避免引起疼痛的活动，疼痛消失前避免运动，尤其禁打网球。
2. 急性疼痛消失后开始轻柔牵拉肘部和腕部、加强腕伸肌力量训练、逐渐恢复运动。
3. 佩带加压抗力护具、热疗等。
4. 正常饮食，多吃富含维生素的食物。

# 第十节 腱鞘炎的针灸治疗

腱鞘炎是手腕部（或足踝部）的腱鞘因外伤、劳损而出现的以受累关节屈伸不利、局部肿痛为主要症状的疾病。本病多发生在手腕部，以桡骨茎突狭窄性腱鞘炎和屈指肌腱狭窄性腱鞘炎最为常见。多见于手工操作者，女性多于男性。

桡骨茎突狭窄性腱鞘炎：发生于桡骨茎突纤维鞘管处，由于拇长展肌腱和拇短伸肌腱在桡骨茎突部位的腱鞘内过度摩擦或反复损伤，以致该部位发生无菌性炎症。

屈指肌腱狭窄性腱鞘炎：又称“扳机指”“弹响指”，是以患指屈伸时疼痛，并出现弹跳动作为主要症状的疾病。以拇指、食指和中指受累较多见，其中拇指最常见，亦有少数患者多个手指同时发病。

腱鞘炎属中医学“筋痹”范畴，其发生与劳作过度、外邪侵袭等因素有关。本病病位在经筋。基本病机是筋脉痹阻，气血运行不畅。临床常分为手太阴、手阳明经筋证，手厥阴经筋证，手少阳、手阳明经筋证和手太阴经筋证等，腱鞘炎的针灸治疗方法见视频3-10。

视频3-10

## 一、辨证分型

主症：患指腱鞘处肿胀疼痛，受累关节活动不利，有时可触及皮下硬节。

**手太阴、手阳明经筋证**　桡骨茎突处疼痛，可向手及前臂放射，以拇展肌腱受累为主，在列缺、阳溪附近有明显压痛。

**手厥阴经筋证**　手指屈曲时疼痛、活动受限，甚至出现“弹响”或一时的“交锁”现象，系指屈肌腱受累。

**手少阳、手阳明经筋证**　手指伸展时疼痛、活动受限，以指伸肌腱受累为主，在阳池、合谷附近有明显压痛。

**手太阴经筋证**　拇指屈曲时疼痛，以拇屈肌腱受累为主，在鱼际、太渊附近有压痛。

## 二、针灸治疗方案

**手太阴、手阳明经筋证**

取穴：阿是穴、阳溪、列缺

操作：按照受累肌腱寻找阿是穴，以阿是穴为中心，向四周透刺2～4针，或进行围刺法，阳溪、列缺常规针刺，行平补平泻法，一般留针30分钟。

**手厥阴经筋证**

取穴：阿是穴、大陵、内关

操作：按照受累肌腱寻找阿是穴，以阿是穴为中心，向四周透刺2～4针，或进行围刺法，大陵、内关常规针刺，行平补平泻法，一般留针30分钟。

**手少阳、手阳明经筋证**

取穴：阿是穴、外关、阳池、合谷

操作：按照受累肌腱寻找阿是穴，以阿是穴为中心，向四周透刺2～4针，或进行围刺法，外关、阳池、合谷常规针刺，行平补平泻法，一般留针30分钟。

**手太阴经筋证**

取穴：阿是穴、鱼际、太渊

操作：按照受累肌腱寻找阿是穴，以阿是穴为中心，向四周透刺2～4针，或进行围刺法，鱼际、太渊常规针刺，注意太渊针刺时避开桡动脉，行平补平泻法，一般留针30分钟。

## 三、专家评述

平素要注意劳逸结合，避免双手长时间固定姿势劳作；确诊后要及时积极治疗，如延误治疗，病情可能会进一步加重。

# 第十一节　胃痛的针灸治疗

胃痛又称胃脘痛，是以胃脘近心窝处疼痛为主症的病证，是临床常见病与多发病之一，发病有一定的季节性，冬春季节发病率、复发率较高。现代医学常见于急性胃肠炎、胃痉挛、急性胃黏膜损伤、胃溃疡、十二指肠溃疡等疾病，一般认为，在没有急腹症的情况下可以采用针灸干预，止痛效果好。

胃痛一病，从其发生原因来看，主要分为两个方面，一个是胃平滑肌运动异常，也就是常说的平滑肌痉挛，另一个就是出现了黏膜损伤。而引起平滑肌痉挛或者胃黏膜损伤的原因又有很多种情况，如情绪、饮食、生活节律、外界环境等。胃痛发生原因的不同导致了不同的临床特点，根据不同临床特点来施治就是中医辨证论治的核心内涵。临床常见证型为寒邪客胃证、肝气犯胃证、饮食伤胃证、瘀血阻胃证和脾胃虚寒证，胃痛的针灸治疗方法见视频3-11。

视频3-11

## 一、辨证分型

**寒邪客胃证**　胃痛暴作，遇冷痛重，得温痛减，纳呆口淡，或兼寒热表证，泛吐清水，大便稀溏，小便清长，舌淡苔白，脉弦紧。

**肝气犯胃证** 胃脘胀痛，痛窜两胁，嗳气频作，气怒痛甚，胸脘痞闷，嘈杂吞酸，喜叹息。舌边红，苔薄白，脉沉弦。

**饮食伤胃证** 胃脘疼痛，脘腹饱胀，厌食拒按，嗳腐酸臭，恶心呕吐，吐后症轻，大便不爽，矢气酸臭。舌苔厚腻，脉弦滑。

**瘀血阻胃证** 胃痛如割，痛久拒按，痛处不移，入夜痛甚，痛彻胸背，食后痛重，或见呕血、黑便。舌质紫暗或舌质暗红，或有瘀斑，脉弦涩。

**脾胃虚寒证** 胃凉隐痛，喜按喜温，遇冷痛重，得食痛减，纳少便溏，畏寒肢冷，口淡流涎。舌淡有齿痕，舌苔薄白，脉沉细迟。

## 二、针灸治疗方案

### 寒邪客胃证

取穴：中脘、胃俞、足三里

操作：先刺胃俞，用捻转泻法，局部产生强烈胀痛感，随后取针，无须留针；随后中脘用捻转补法，操作5分钟，以胃脘局部出现微微发热为佳，疼痛基本缓解后可配合温针灸；随即针刺足三里，用提插或捻转补法，以针刺局部微微发热为佳，疼痛基本缓解后配合温针灸。

### 肝气犯胃证

取穴：太冲、内关、中脘

操作：先刺太冲与内关，提插或捻转行针以得气，局部产生强烈胀痛感或放电感后，随后针刺中脘，中脘针刺无须太深，皮下浅筋膜即可，一者避免刺伤脏器，二者浅刺即可有效，随后嘱患者腹式深呼吸，深呼吸过程中可反复在太冲、内关穴处行针。一般5~10分钟即可缓解，缓解后即可出针。

### 饮食伤胃证

取穴：梁门、内关、梁丘

操作：先刺内关、梁丘，提插或捻转行针得气，局部产生强烈胀痛感或放电感后，针刺梁门，随后行捻转手法以得气。一般留针30分钟。

### 瘀血阻胃证

取穴：印堂、中脘、太冲、合谷

操作：先刺印堂，浅刺入皮，随后用刮法催气，持续5分钟，局部产生舒适感；随后刺中脘，浅刺入皮，随后用刮法催气，持续5分钟，局部产生舒适感；随后刺太冲、合谷，用提插或捻转泻法，局部产生酸胀感，同时配合腹式呼吸，一般留针30分钟。

### 脾胃虚寒证

取穴：中脘、天枢、足三里

操作：中脘、天枢、足三里均用提插或捻转补法，随后上艾炷，行温针灸，一般留针30分钟。

## 三、专家评述

1. 调节情志，胃脘痛发作多与情志不遂有关，中医讲“久思伤脾”，应避免过度紧张和情绪不宁，保持放松和愉快的心情。

2. 注意饮食，治疗期间以吃流食清淡食物为佳，饮食要定时定量，少食多餐，避免过饥过饱，避免进食过于粗糙、过冷过热和刺激性的食物如辛辣食品、浓茶、咖啡以及戒烟限酒等。

3. 注意保暖，防止劳累过度。

# 第十二节 呃逆的针灸治疗

呃逆是以气逆上冲，喉间呃呃连声，声短而频，不能自制为主症的病证，俗称“打嗝”，古称“哕”，又称“哕逆”。现代医学常见于单纯性膈肌痉挛、胃肠神经官能症、胃炎、胃癌、肝硬化晚期、脑血管病、尿毒症以及胃、食道手术后等疾病，一般认为，针灸对呃逆有很好的疗效。

呃逆一病，从其发生原因来看，主要是由于横膈膜痉挛收缩而引起的，健康人也可能发生过呃逆，其中多与饮食有关，特别是饮食过快、过饱，或摄入酒、碳酸饮料等。引起横膈膜痉挛收缩的原因有很多，如中枢器质性病变、呃逆反射弧受刺激、膈神经的刺激、迷走神经刺激，以及一些药物刺激等。临床常见证型为胃寒积滞证、胃火上逆证、肝气郁滞证、脾胃阳虚证、胃阴不足证和气滞血瘀证。呃逆的针灸治疗方法见视频3-12。

视频3-12

## 一、辨证分型

**胃寒积滞证** 呃声沉缓有力，胸脘不舒，得热则减，遇寒更甚，口淡不渴。舌淡，苔白滑，脉迟缓。

**胃火上逆证** 呃声洪亮有力，冲逆而出，口臭烦渴，多喜冷饮，脘腹满闷，大便秘结，小便短赤。舌红，苔黄燥，脉滑数。

**肝气郁滞证** 呃逆连声，常因情志不畅而诱发或加重，胸胁满闷，脘腹胀满，嗳气纳减。苔薄白，脉弦。

**脾胃阳虚证** 呃声低长无力，气不得续，泛吐清水，脘腹不舒，喜温喜按，面色㿠白，手足不温，食少乏力。舌质淡，苔薄白，脉细弱。

**胃阴不足证** 呃声短促而不得续，口干咽燥，饥不欲食。舌红，少苔，脉细数。

**气滞血瘀证** 胸腹部手术后，呃逆频作，胸腹胀满或疼痛，大便不通，矢气不排，舌紫暗，苔黄腻或干，脉弦涩。

## 二、针灸治疗方案

**胃寒积滞证**

取穴：中脘、胃俞、足三里、建里

操作：先斜刺胃俞，用捻转补法，局部产生强烈胀痛感，随后取针，无须留针；随后中脘、建里用捻转补法，操作5分钟，以胃脘局部出现微微发热为佳，并配合温针灸；随即针刺足三里，用提插或捻转补法，以针刺局部微微发热为佳，并配合温针灸。

### 胃火上逆证

取穴：内庭、胃俞、厉兑

操作：先厉兑点刺放血，再斜刺胃俞，注意针刺深度，采用捻转泻法，局部产生强烈胀痛感后，随后针刺内庭，采用提插或捻转泻法，局部产生强烈胀痛感或向下肢放射，一般留针30分钟。

### 肝气郁滞证

取穴：内关、期门、太冲

操作：先刺内关、太冲，行平补平泻法，待局部产生强烈胀痛感或放电感后，再斜刺或平刺期门，注意进针深度，以免伤及内脏，一般留针30分钟。

### 脾胃阳虚证

取穴：脾俞、胃俞、足三里

操作：斜刺脾俞、胃俞，可用捻转补法，注意针刺深度，手法不宜过大以免损伤脏器；足三里行提插或捻转补法，待局部产生酸胀感后，上艾炷，行温针灸，一般留针30分钟。

### 胃阴不足证

取穴：胃俞、三阴交、太溪

操作：取侧卧位，斜刺胃俞，行捻转补法，待局部酸麻重胀时上艾炷，行温针灸；三阴交、太溪用提插或捻转补法，随后上艾炷，行温针灸，一般留针30分钟。

### 气滞血瘀证

取穴：合谷、内关、血海

操作：合谷、内关、血海，行提插或捻转泻法，使局部酸麻重胀或针感向上下放射。一般留针30分钟。

## 三、专家评述

1. 调畅情志，呃逆发作多与情志不畅有关，避免过度忧思、紧张和情绪不宁，保持放松和愉快的心情。

2. 注意饮食，治疗期间以清淡饮食为佳，进食时细嚼慢咽，避免狼吞虎咽以及进食过冷过热的食物，戒烟限酒。

3. 注意保暖，适度锻炼，起居有节，培养正气。

# 第十三节　慢性肠炎的针灸治疗

慢性肠炎泛指肠道的慢性炎症性疾病，临床主要表现为长期慢性或反复发作的腹痛、腹泻及消化不良等症状，重者可有黏液便或水样便，甚至大便失禁。病变多由急性肠炎延治或误治所导致，在中医里主属“泄泻”范畴，病位在肠，病机主要为脾虚湿盛，肠道分清泌浊、传化功能失常，运脾化湿是其治疗总则。

现代医学认为，慢性肠炎的病因可为细菌、霉菌、病毒、原虫等微生物感染，亦可为过敏、变态反应等原因所致。本病一年四季均可发生，中医认为其发生常与饮食不节、感受外邪、情志失调、脾胃虚弱、年老体弱体虚等因素有关，多反复发作。临床根据其病证的不同特点可分为以下几种证型：寒湿困脾证、肠腑湿热证、食滞肠胃证、肝郁气滞证、脾气虚弱证、肾阳虚衰证，慢性肠炎的针灸治疗方法见视频3-13。

视频3-13

## 一、辨证分型

**寒湿困脾证** 泄泻清稀，甚则如水样，肠痛肠鸣，泻后痛减，恶寒食少，得热则舒，肢体酸痛，苔白滑，脉濡缓。

**肠腑湿热证** 泄泻腹痛，泻下急迫，粪便黄褐，气味臭秽，肛门灼热，腹痛拒按，泻后痛减，小便短黄，舌红，苔黄腻，脉滑数或濡数。

**食滞肠胃证** 肠痛肠鸣，腹满拒按，泻后痛减，泻下臭如败卵，嗳腐酸臭，苔垢厚腻，脉滑。

**肝郁气滞证** 泄泻肠鸣，每因抑郁情志不畅诱发，矢气频作，舌淡红，苔薄白，脉弦。

**脾气虚弱证** 大便时溏时泻，常夹杂不消化食物，稍进食油腻食物就便次增多，腹部隐痛喜按，神疲倦怠，舌质淡，苔白，脉细弱。

**肾阳虚衰证** 黎明前或晨起脐腹冷痛，肠鸣即泻，喜暖喜按，形寒肢冷，腰膝酸软，舌胖而淡，苔白，脉沉细。

## 二、针灸治疗方案

### 寒湿困脾证

取穴：天枢、阴陵泉、水分

操作：先刺天枢、水分，捻转得气后留针，腹部局部发热；随后刺阴陵泉，局部产生强烈胀痛感或酸胀感为度，一般留针30分钟。

### 肠腑湿热证

取穴：大肠俞、上巨虚、曲池

操作：患者取俯卧位，先刺大肠俞，不可刺太深，避免伤及脏器，捻转行针以得气，局部产生温热感或胀痛感，操作5分钟后取针，随后患者取仰卧位，刺上巨虚、曲池，提插或捻转行针以得气，局部产生强烈胀痛感或放电感后，随后嘱患者作腹式深呼吸，深呼吸过程中可反复在上巨虚、曲池处行针，一般留针30分钟。

### 食滞肠胃证

取穴：天枢、大肠俞、中脘

操作：患者仰卧位，先刺天枢、中脘，行针得气后刮针柄，局部产生舒适感，留针15分钟后取针，随后患者取坐位，再刺大肠俞，浅刺不可深刺，以免伤及内脏。留针15分钟，可配合前腹部从右往左打圈按摩促进肠道蠕动。

### 肝郁气滞证

取穴：天枢、肝俞、太冲

操作：先刺天枢，捻转得气后留针15分钟取针，随后患者坐位，刺肝俞、太冲，肝俞浅刺以免伤及内脏，太冲以局部产生强烈胀痛感或放电感后，持续5分钟，同时配合呼吸，留针30分钟。

### 脾气虚弱证

取穴：天枢、脾俞、三阴交

操作：先刺天枢、三阴交，以局部产生酸胀感为度，捻转得气后留针15分钟后取针，随后浅刺脾俞，得气后局部发热，留针15分钟。

### 肾阳虚衰证

取穴：天枢、肾俞、关元

操作：患者取仰卧位，先刺天枢、关元，得气后留针15分钟取针后，取俯卧位浅刺肾俞，以免伤及内脏，得气后局部温热感为宜，留针15分钟。

## 三、专家评述

1. 治疗期间注意清淡饮食，忌食生冷、辛辣、油腻食物，注意饮食卫生。

2. 若患者出现其他严重不适反应或并发症如血便等，可至胃肠外科就诊。

3. 适当增加体育锻炼，进行有氧运动，如慢跑、游泳等，增强机体免疫力。

# 第十四节　便秘的针灸治疗

现代人的饮食生活习惯极易导致便秘，便秘是由于大肠传导失常，导致大便秘结，排便周期或时间延长，粪质干结，排出困难，或大便虽不硬，但排便不畅。西医学的功能性便秘、肠易激综合征、药物性便秘、内分泌及代谢性疾病所致的便秘等，中医均可归为便秘。

诱发便秘的原因较多，结直肠疾病与便秘关系亦密切，如结直肠肿瘤、直肠炎、痔疮、肛裂等，全身系统疾病，如糖尿病、甲状腺功能减退症也可诱发便秘，系统性疾病如膈肌麻痹、系统性硬化病等也会诱发便秘。中医认为其发生常与饮食不节、情志失调、年老体虚等因素息息相关，主要病位在大肠，与肺、脾、胃、肝、肾等功能失调有关，主以“通下”治则。根据其不同的病理特点，临床常见证型可分为热秘、气秘、冷秘、虚秘，其中虚秘又可细分为气虚秘、血虚秘、阴虚秘、阳虚秘，均以扶正补虚为主，便秘的针灸治疗方法见视频3–14。

视频3–14

## 一、辨证分型

**热秘** 大便干结，腹胀腹痛，口干口臭，面红心烦，或有身热，小便短赤，舌红，苔黄燥，脉洪大而数。

**气秘** 大便秘结，或不甚干结，欲便不得出，肠鸣矢气，腹痛连两肋，嗳气频作，纳食减少，苔薄腻，脉弦。

**冷秘** 大便秘结艰涩，腹痛拘急，胀满拒按，手足不温，苔白腻，脉弦紧或沉迟。

**虚秘** 虽有便意但排便不畅，数日无便却腹无所苦，努挣乏力，心悸气短，面色少华，舌淡，脉细弱。

## 二、针灸治疗方案

**热秘**

取穴：天枢、合谷、内庭

操作：先刺天枢，用捻转泻法，使腹部发热，局部产生强烈胀痛感，可留针10～15分钟；随后合谷、内庭用捻转泻法，得气后操作5分钟，腹部有便意后取针，热秘因其病性特点，通常只针不灸。

**气秘**

取穴：大肠俞、上巨虚、中脘

操作：患者取俯卧位，先刺大肠俞，不可刺太深，避免伤及脏器，捻转行针以得气，局部产生温热感或胀痛感，操作5分钟后取针，随后患者取仰卧位，刺上巨虚，提插或捻转行针以得气，局部产生强烈胀痛感或放电感，最后针刺中脘，浅刺入皮，随后嘱患者作腹式深呼吸，深呼吸过程中可反复在上巨虚处行针。一般5～10分钟患者即可有便意。

### 冷秘

取穴：天枢、上巨虚、关元

操作：先刺天枢、关元，行针得气后刮针柄，局部产生舒适感，再刺上巨虚，局部产生强烈胀痛感或放电感后，留针30分钟。

### 虚秘

取穴：天枢、支沟、足三里

操作：先刺天枢，捻转得气后留针，随后刺支沟、足三里，以局部产生强烈胀痛感或放电感后，持续5分钟，同时配合腹式呼吸，留针30分钟。每日1次，7次为1疗程。

## 三、专家评述

1. 治疗期间注意清淡饮食，尤忌油辣、冰冷食物刺激，可适当多食新鲜蔬菜、水果，进行适当体育活动。

2. 养成定时排便的好习惯，尽量缩短蹲厕时间，如多次治疗无效，应及时查明病因。

## 第十五节 急性腰扭伤的针灸治疗

急性腰扭伤又称“闪腰”“岔气”，是以腰部疼痛，活动受限为主症的腰部肌肉、韧带、筋膜、小关节突等组织急性扭伤的疾病。以青壮年男性发病率为最高，多见于劳动者，或体重过重、肥胖、腰肌软弱或萎缩及消耗性疾患病人。针灸治疗急性腰扭伤，进针后频频捻转，引导患者进行肢体运动，对止痛和恢复正常体位有显著效果。

本病主要由两种原因引起：一是腰扭伤，多因行走滑倒、跳跃、闪扭身躯、跑步而引起，多为肌肉、韧带遭受牵制所致，故损伤较轻。另一个就是腰挫裂伤，是较为严重的损伤，如高攀、提拉、扛抬重物的过程中用力过猛或姿势不正、配合不当，造成腰部的肌肉筋膜、韧带、椎间小关节与关节囊的损伤和撕裂。本病的病位在腰部经筋，与膀胱经、督脉等经脉关系密切，临床常见证型为督脉证、足太阳经证、足太阳经筋证。急性腰扭伤的针灸治疗方法见视频3-15。

视频3-15

## 一、辨证分型

**督脉证**　腰部扭伤后出现持续性剧痛，活动明显受限，疼痛部位或压痛点以腰骶椎正中线（棘间或棘突上）为主。

**足太阳经证**　扭伤后损伤部位有明显压痛，活动受限，疼痛部位或压痛点以在脊柱两侧足太阳膀胱经循行线上为主。

**足太阳经筋证**　扭伤后活动受限，剧痛难忍，痛在脊旁（督脉与膀胱经之间，棘突旁）。

## 二、针灸治疗方案

### 督脉证

取穴：腰痛点、阿是穴、后溪、委中、水沟

操作：先刺腰痛点和后溪穴，行较强的提插捻转泻法1～3分钟，针刺水沟以患者流泪为度，同时嘱咐患者慢慢活动腰部；再让患者取俯卧位，针刺委中得气后，局部产生酸胀感；再寻找腰部压痛点，用提插捻转泻法，并拔火罐。一般留针30分钟，每日1次，7次为1疗程。

### 足太阳经证

取穴：昆仑、阿是穴、腰痛点、后溪

操作：先刺腰痛点和后溪穴，行较强的提插捻转泻法1～3分钟，同时嘱咐患者慢慢活动腰部；再让患者取俯卧位，针刺压痛点，用提插捻转泻法；随后针刺昆仑，采用捻转泻法，并配合开阖泻法。一般留针30分钟，每日1次，7次为1疗程。

### 足太阳经筋证

取穴：京骨、腰痛点、阿是穴

操作：先刺京骨、腰痛点，行较强的提插捻转泻法1~3分钟，同时嘱咐患者慢慢活动腰部；再让患者取俯卧位，找到压痛点提插得气后，行提插捻转泻法。一般留针30分钟，每日1次，7次为1疗程。

## 三、专家评述

1. 扭伤后应立即停止工作和劳动，绝对卧床休息。扭伤当天不可热敷和推拿。

2. 针灸治疗急性腰扭伤有较好疗效，一般治疗后可立即起效。可配合推拿、药物熏蒸等疗法。如未得到及时有效治疗，或者未彻底痊愈可导致慢性腰疼，故应积极治疗。

3. 应加强腰部锻炼，搬重物时采取正确姿势，不应用力过猛。

## 第十六节　腰肌劳损的针灸治疗

腰肌劳损，是以腰部隐痛反复发作，劳累后加重，休息后缓解为主要表现的疾病。实为腰部肌肉及筋膜、骨膜的慢性损伤性炎症，是腰痛的常见原因之一。躯干在负重活动时，腰部受力最大，也最集中，因此易产生疲劳损伤。主要症状为下腰部酸痛、过劳、前屈、过久卧床疼痛加重，适当休息或适当活动方可减轻，有固定压痛点，但叩击压痛点时疼痛反而减轻。急性期应卧木板床休息，按摩及理疗有效。

现代医学认为，腰肌劳损多由于长期从事腰部负重或长期维持某一姿势，引起腰背部软组织的劳损。或者因腰部急性扭伤，没有完全治愈，日积月累后使肌纤维变性，甚而少量撕裂，形成瘢痕、纤维索条或粘连，遗留长期慢性腰背痛。中医认为其病理变化常表现为以肾虚为本，感受外邪、跌仆闪挫为标。根据疾病的病因，临床上常分为寒湿证、瘀血证和肾虚证。具体操作方法见视频3-16。

视频3-16

## 一、辨证分型

**寒湿证** 腰部冷痛重坠，遇阴雨寒冷加重。舌淡，苔白滑，脉弦迟。

**瘀血证** 多有外伤史，腰部刺痛，痛处固定不移。舌质暗或有瘀斑，脉涩。

**肾虚证** 腰部酸痛隐隐，喜按喜揉，遇劳加重，脉细。

## 二、针灸治疗方案

**寒湿证**

取穴：腰阳关、命门、肾俞、大肠俞、委中

操作：先刺腰阳关、命门、两侧肾俞和大肠俞，捻转提插得气后，行提插泻法，局部产生酸胀感；再刺委中，针刺不宜过快、过深、过强；腰阳关、两侧肾俞和大肠俞可上艾炷，行温针灸。留针30分钟，每日1次，7次为1疗程。

**瘀血证**

取穴：委中、膈俞、次髎、阿是穴

操作：针刺膈俞和次髎得气后，行提插捻转泻法，局部产生舒适感；在局部找到压痛点，行提插法得气，局部可加拔火罐；再让患者取俯卧位，针刺委中得气后，局部产生酸胀感，不留针，腰痛缓解后出针。

**肾虚证**

取穴：命门、大钟、委中、肾俞、志室

操作：命门、肾俞和志室针刺得气后均采用提插捻转补法，随后上艾炷，温针灸；再刺委中、大钟得气后，局部产生麻胀感。留针30分钟，每日1次，7次为1疗程。可行多个疗程治疗。

## 三、专家评述

1. 避免阴冷潮湿的生活、工作环境，勿坐卧湿地，勿冒雨涉水，劳作汗出后应及时擦拭、更换衣服，或饮姜汤水驱散风寒。

2. 注意避免跌、仆、闪、挫。腰部应适当用力，不可强力举重、负重久行，应定时做松弛腰部肌肉的体操。

3. 劳逸适度，节制房事，体虚者，可适当食用具有补肾的食品或药物。

4. 日常注意保持良好姿势，加强身体锻炼。

# 第十七节 慢性盆腔炎的针灸治疗

慢性盆腔炎是指女性内生殖器及其周围结缔组织、盆腔腹膜的慢性炎症。常因急性盆腔炎未治愈，迁延及反复发作所造成；亦可无急性盆腔炎症病史致病，如沙眼衣原体感染所致的输卵管炎。慢性盆腔炎为现代医学病名，不同证型可对应中医的月经不调、带下病、腰痛、不孕症等病名，采用针灸治疗此类病症疗效较好。

慢性盆腔炎一病，主要是基于急性盆腔炎的病史以及治疗不及时、体质较差等条件综合导致的。引起急性盆腔炎的因素有很多，如子宫创伤、经期不注意卫生或经期性生活、不洁性行为、阴道炎、子宫颈炎等，甚至阑尾炎、腹膜炎等蔓延至盆腔，亦可引起急性盆腔炎。该病病情较顽固，根据其不同的症状和病因可分为几种证型，临床常见证型有湿热瘀结证、气滞血瘀证、寒湿凝滞证和肾虚血瘀证。慢性盆腔炎的针灸治疗方法见视频3–17。

视频3–17

## 一、辨证分型

**湿热瘀结证**　少腹部隐痛，或疼痛拒按，痛连腰骶，低热起伏，经行或劳累时加重，带下量多，色黄，质黏稠；胸闷纳呆，口干不欲饮，大便溏，或秘结，小便黄赤；舌体胖大，色红，苔黄腻，脉弦数或滑数。

**气滞血瘀证**　少腹部胀痛或刺痛，经行腰腹疼痛加剧，经血量多有块，瘀块排出则痛减，带下量多，婚久不孕；经前情志抑郁，乳房胀痛；舌体紫暗，有瘀斑、瘀点，苔薄，脉弦涩。

**寒湿凝滞证**　小腹冷痛，或坠胀疼痛，经行腹痛加重，喜热恶寒，得热痛减，经行错后，经血量少，色暗，带下淋漓；神疲乏力，腰骶冷痛，小便频数，婚久不孕；舌暗红，苔白腻，脉沉迟。

**肾虚血瘀证**　下腹部疼痛结块，缠绵日久，痛连腰骶，经行加重，经行量多有块，带下量多；精神不振，疲乏无力，食少纳呆；舌体暗红，有瘀斑瘀点，苔白，脉弦涩无力。

## 二、针灸治疗方案

**湿热瘀结证**

取穴：中极、子宫、阴陵泉

操作：先刺中极、子宫，提插或捻转行针以得气，无须针刺过深，避免刺伤脏器；随即针阴陵泉，得气后行捻转泻法

3分钟。一般留针30分钟。

**气滞血瘀证**

取穴：足三里、太冲、肝俞

操作：先刺足三里，得气后行提插补法3分钟，随即针太冲，局部酸胀后，用捻转泻法操作3分钟，随后刺肝俞，行捻转手法，针刺不宜过深，避免损伤内部脏器，一般留针30分钟。

**寒湿凝滞证**

取穴：中脘、地机、脾俞

操作：先刺中脘，得气后行捻转补法，操作3分钟，使其微微发热；随即针刺地机，用提插法使局部产生酸胀感；再针脾俞，行捻转法以得气为度，针刺不宜过深，避免损伤内部脏器，一般留针30分钟。

**肾虚血瘀证**

取穴：三阴交、血海、归来

操作：先刺三阴交，行捻转提插手法，使局部产生强烈胀痛感或放电感后，针血海，用提插或捻转法以得气；随即刺归来，行捻转补法，操作3分钟，一般留针30分钟。

## 三、专家评述

1. 若为慢性盆腔炎引起的月经不调，使用针灸治疗时一般多在经前5～7天开始，至月经来潮停止，连续治疗3个月经周期为1疗程。

2. 注意饮食，以清淡为主，多饮水、多食高纤维、高蛋白的食物，忌辛辣刺激性食物。保证营养摄入均衡。

3. 抵抗力或者非传染性病原菌感染因素引起的慢性盆腔炎，一般性伴侣不需要治疗；如若是支原体、衣原体、淋球菌等传染性病原菌感染，则性伴侣需要一起治疗。

4. 养成良好的卫生习惯，经常保持会阴部清洁干燥卫生。

# 第十八节 痛经的针灸治疗

视频3–18

痛经为最常见的妇科症状之一，是指行经前后或月经期出现下腹疼痛、坠胀，伴腰酸或其他不适。可分为原发性和继发性两大类，原发性痛经是指生殖器官无器质性病变的痛经，继发性痛经是指盆腔器质性疾病所引起的痛经，一般来说针灸治疗本病疗效较好。具体方法见视频3–18。

痛经机制迄今为止尚无明确的统一意见，多认为原发性痛经的发生与子宫因素、内分泌因素、精神因素、遗传因素、生活习惯有关，而多种器质性妇科病会引起继发性痛经，临床常见证型有湿热瘀结证、气滞血瘀证、寒湿凝滞证、气虚血瘀证。

## 一、辨证分型

**湿热瘀结证** 少腹部隐痛，或疼痛拒按，痛连腰骶，低热起伏，经行或劳累时加重，带下量多，色黄，质黏稠；胸闷纳呆，口干不欲饮，大便溏，或秘结，小便黄赤；舌体胖大，色红，苔黄腻，脉弦数或滑数。

**气滞血瘀证** 少腹部胀痛或刺痛，经行腰腹疼痛加剧，经血量多有块，瘀块排出则痛减，带下量多，婚久不孕；经前情志抑郁，乳房胀痛；舌体紫暗，有瘀斑、瘀点，苔薄，脉弦涩。

**寒湿凝滞证** 小腹冷痛，或坠胀疼痛，经行腹痛加重，喜热恶寒，得热痛减，经行错后，经血量少，色暗，带下淋漓；神疲乏力，腰骶冷痛，小便频数，婚久不孕；舌暗红，苔白腻，脉沉迟。

**气虚血瘀证** 下腹部疼痛结块，缠绵日久，痛连腰骶，经行加重，经行量多有块，带下量多；精神不振，疲乏无力，食少纳呆；舌体暗红，有瘀斑瘀点，苔白，脉弦涩无力。

## 二、针灸治疗方案

### 湿热瘀结证

取穴：太冲、阴陵泉、三阴交

操作：先直刺太冲，提插捻转以得气；随后以捻转泻法针阴陵泉，以局部产生胀痛感为宜；随即针三阴交，捻转提插即可，一般留针30分钟。

### 气滞血瘀证

取穴：次髎、太冲、血海

操作：先直刺次髎，提插捻转以得气，注意不要进针过深损伤脊髓；随后以捻转泻法针太冲，以局部产生胀痛感为宜；随即针血海，捻转提插至平补平泻即可，一般留针30分钟。

**寒湿凝滞证**

取穴：中极、关元、归来

操作：先刺中极、关元，提插或捻转行针以得气，使局部产生强烈胀痛感，若可放射至外生殖器及会阴部更佳，不可进针过深，防止损伤脏器；随后针归来，行捻转手法以得气，一般留针30分钟。

**气虚血瘀证**

取穴：三阴交、气海、血海

操作：先刺三阴交，行捻转提插手法，使局部产生强烈胀痛感或放电感后，针气海及血海，用提插或捻转法以得气，一般留针30分钟。

## 三、专家评述

1. 针灸对原发性痛经有较好的疗效。预防痛经则多在经前3～7天开始，连续治疗3个月经周期为1个疗程，需坚持长期治疗。

2. 对继发性痛经，应及时诊断原发病变，施以相应治疗。

3. 注意经期卫生和保暖，避免过食生冷食物、精神刺激和过度劳累。